LA PHYSIOGNOMONIE

ET

LA PHRÉNOLOGIE.

Les exemplaires qui ne sont pas revêtus de la signature de l'auteur sont réputés contrefaits.

IMPRIMÉ PAR BÉTHUNE ET PLON, A PARIS.

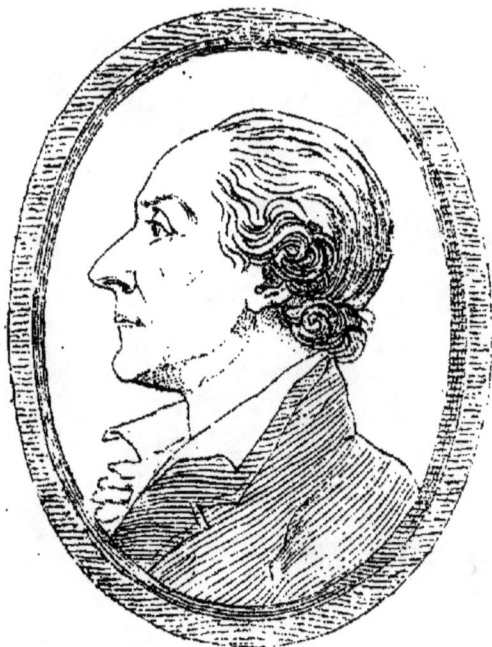

LAVATER

LA PHYSIOGNOMONIE

ET

LA PHRÉNOLOGIE,

OU

CONNAISSANCE DE L'HOMME

D'APRÈS

LES TRAITS DU VISAGE ET LES RELIEFS DU CRANE;

EXAMEN CRITIQUE DES SYSTÈMES D'ARISTOTE, DE PORTA, DE LA CHAMBRE, DE CAMPER, DE LAVATER, DE GALL ET DE SPURZHEIM;

PAR

M. ISIDORE BOURDON,

DE L'ACADÉMIE DE MÉDECINE.

Avec un Tableau phrénologique et les Portraits interprétés de MM. Thiers, Guizot, Villèle, Lamartine, Espartero, Wellington, et seize autres contemporains illustres.

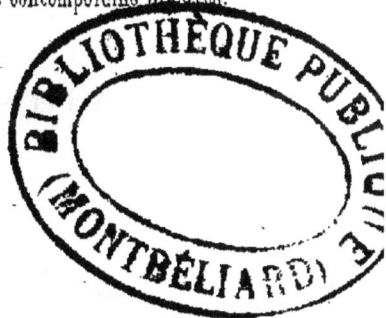

PARIS

LIBRAIRIE DE CHARLES GOSSELIN,

ÉDITEUR DE LA BIBLIOTHÈQUE D'ÉLITE,

9, RUE SAINT-GERMAIN-DES-PRÉS.

M DCCC XLII.

OUVRAGES DU MÊME AUTEUR.

Physiologie médicale, 2 vol. in-8º. — Paris, Baillière. (*Rapport du baron Larrey à l'Institut en* 1829.)

Principes de Physiologie comparée, ou Histoire des Phénomènes de la Vie dans tous les êtres vivants, depuis les plantes jusqu'à l'homme, 1 vol. in-8º. — Paris, Baillière. (*Rapport de M. Cuvier à l'Institut en* 1830.)

Mémoires sur la Respiration et sur la Circulation du sang présentés à l'Institut en 1819. — Baillière.

Recherches sur la Vie et la Mort. Thèse. In-4º. — Paris, 1823.

Lettres à Camille sur la Physiologie, 1 vol in-18. — Paris, 1830.

La Physiognomonie et la Phrénologie, in-18 avec planches et portraits. — Paris, 2ᵉ édition.

AVANT-PROPOS.

—

Un homme d'esprit me disait un jour :
« On parle souvent avec conviction de
l'art de connaître les hommes d'après
la physionomie ; j'ai peu de confiance
en cet art-là. Il faut être charlatan pour
le pratiquer, enclin aux préjugés pour
y croire, faible d'esprit pour y recourir :
à mon avis, la physiognomonie et le
magnétisme sont choses fort ressem-
blantes, et cela tient à la parenté.
Toutes deux, en effet, sont de la même
famille, cette grande famille de l'erreur
qui a toujours tenu tant de place dans
l'esprit humain, causé tant de maux à
la surface de la terre. »

« — Prenez garde, lui dis-je, que ce

1

jugement ne soit lui-même une prévention injuste, une erreur ! Vous savez
que tout s'enchaîne et se subordonne
dans chaque être vivant, que tout se lie
dans le grand univers ; vous savez que
chaque être, comme chaque phéno-
mène, concourt et conspire pour le
grand tout : pourquoi donc ne pourrait-
on pas juger du tout un être d'après
une de ses parties, ou même d'après
une de ses actions ? Je vous avouerai
que la chose me semble possible. Je
dois même vous dire que si vous niez
ce principe, vous détruisez de fond
en comble la science du médecin et
celle du naturaliste.

» Vous rappelez-vous la prodigieuse
sagacité de *Zadig?* il jugeait, uniquement par les traces de son passage, si
un animal était petit ou grand, s'il était
ingambe ou boiteux, s'il avait de longs
poils, s'il allaitait, etc. ; c'est du moins
ce qu'assure Voltaire.

» Vous avez de même admiré la perspicacité de M. Cuvier : ce grand naturaliste, comme vous savez, a été jusqu'à décrire les mœurs et les divers instincts d'animaux perdus, provenant de races éteintes, dont il ne connaissait que quelques parcelles d'os pétrifiés ! Je vous citerais, s'il en était besoin, maints exemples d'une sagacité pareille ; je me borne à deux : — Louis, célèbre chirurgien du siècle passé, se vantait de juger, sans erreur ni hésitation, du tempérament et de la santé d'un homme dont il aurait vu seulement une trèspetite surface excoriée. — En Orient, au rapport de Tournefort, voyageur connu pour véridique ; en Orient, jadis, la défiante jalousie des musulmans obligeait les médecins à juger des maladies d'après les seuls caractères du pouls, qu'il ne leur était permis d'apprécier que par un trou de cellule.

» — Pardieu, repartit mon philosophe, je n'ai garde de nier de pareils faits ! c'est très-fermement que je crois en la sagacité humaine. Que ne me citez-vous aussi, comme exemplaire et probante, la profondeur de Bartolo ! Rosine, son aimable pupille, a beau nier qu'elle ait écrit, l'habile docteur voit clairement le contraire, à la plume neuve ce matin et maintenant noircie, aux jolis doigts tachés d'encre, enfin au cahier de papier où il trouve mécompte. Assurément tout cela prouve une grande finesse d'investigation ; mais nous parlions des signes de la physionomie, et voilà en quoi je suis incrédule. »

Je lui dis alors, et je le pense, que ces indices-là ont aussi leur certitude, ou plus entière ou moins parfaite, selon la sagacité personnelle et le degré d'expérience de l'observateur. C'est toujours, il est vrai, une science un peu conjecturale ; mais qu'un long exercice et une grande pénétration d'esprit rendent à peu près positive. Voyez Corvisart, le célèbre médecin de Napoléon ; il reconnaissait souvent, au premier coup-d'œil, le genre d'affection des malades dont il ne voyait que la figure ! Et pourtant Corvisart n'était ni facile à prévenir, ni expéditif par paresse, ni indifférent de son art, ni insensible aux maux d'autrui, ni enclin aux préjugés, ni crédule, ni cupide, ni charlatan. Non, mais il voyait quasi tout dans la physionomie. C'est de même ainsi que nous jugeons tous, par habitude, et des âges et des professions ; que les voyageurs jugent des nations, des peuplades ; les gens du monde, du rang social et de l'éducation ; les amants, de l'amour ; et de toutes les passions humaines, des physiologistes et philosophes tels que Gall et Lavater.

Chaque objet d'ailleurs a sa physionomie propre, servant à le faire reconnaître, à le faire distinguer de tout autre corps. MM. de Jussieu, de Candolle et

1.

de Mirbel, à l'exemple du grand Linné, reconnaissent un arbre de fort loin. Vous demandez de quelle manière? tout simplement d'après son port, d'après son aspect général, sa physionomie. M. de Lafosse, digne disciple du célèbre abbé Haüy, préjuge la composition chimique d'un cristal et sa nature, aussi d'après sa forme totale, d'après son aspect. MM. de Humboldt et Brongniart prévoient de même la nature des composants et la structure d'une montagne, uniquement d'après sa configuration extérieure.

C'est donc une règle universelle qu'on peut juger de chaque objet, de chaque être, par un de ses attributs ou par une de ses parties; comme de chaque partie par l'ensemble, d'après une sorte de physionomie significative pour quiconque sait observer. Mais cette vérité est surtout incontestable quant à la figure, laquelle permet d'augurer, par mille nuances délicates mais constantes, aussi bien des aptitudes de l'esprit que des propensions du caractère.

C'est même d'après cette idée et sur ce principe, que cet ouvrage a été conçu,

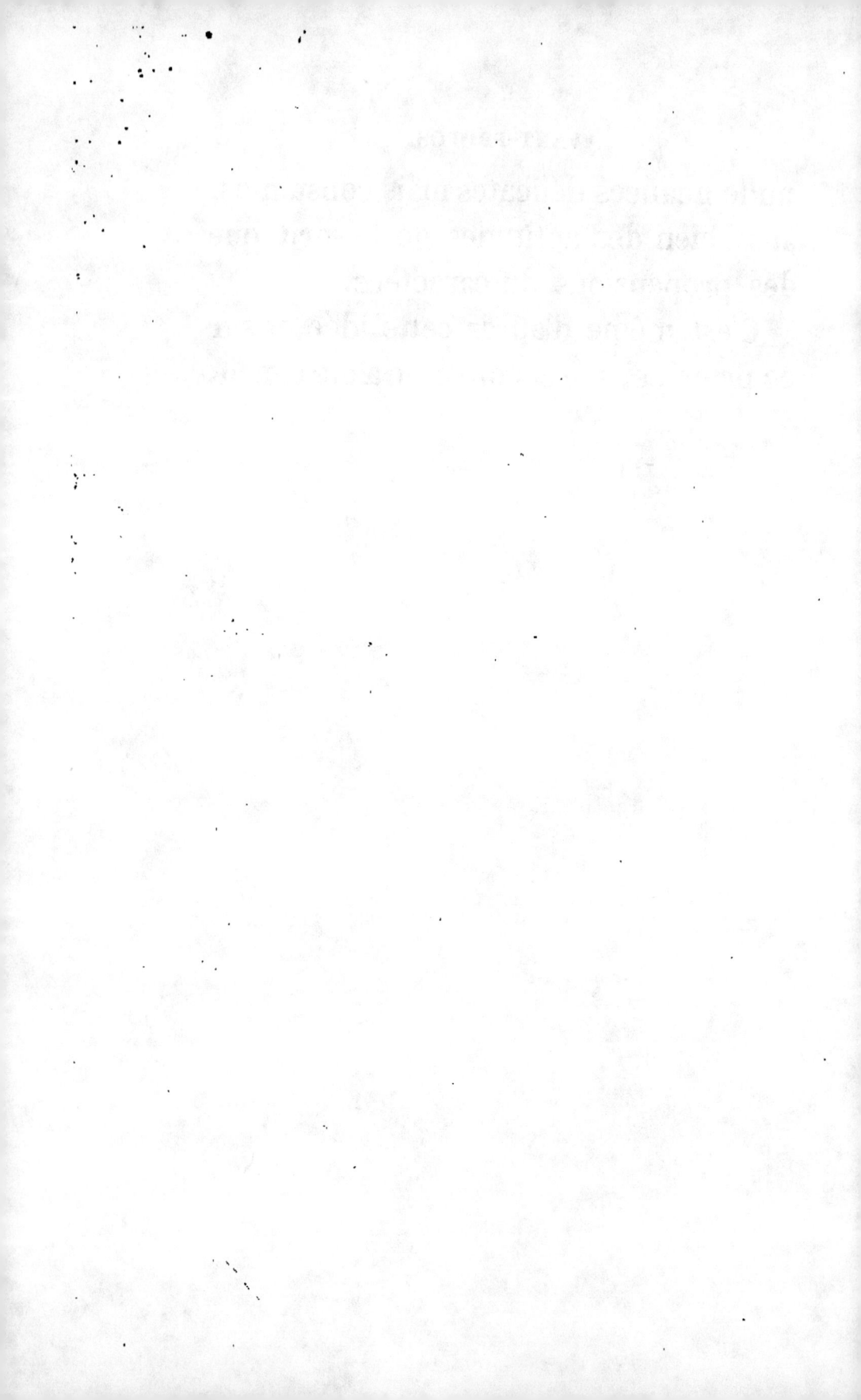

LA
PHYSIOGNOMONIE
DE L'HOMME.

CHAPITRE PREMIER.

PENSÉES PRÉLIMINAIRES AU SUJET DE LA PHYSIONOMIE.

On a cru à la physionomie et à la réalité de ses révélations, long-temps avant
que le célèbre Lavater eût fait de ce sujet
d'observations une sorte de science. Les
hommes vivant rassemblés ont toujours
eu intérêt à se connaître, curiosité de se
deviner. On a bien été obligé de juger de
tout l'homme par la seule partie de son
corps qui se modifie selon les diverses si-
tuations de l'âme, la seule qui se colore
et se ride instantanément durant le règne
des passions, la seule d'ailleurs qui soit
constamment à découvert chez la plupart des peuples, la seule ou presque la

seule qui sympathise toujours avec la
pensée, et sur laquelle se reflètent les
émotions du cœur.

Peut-être même est-ce dans le but in-
stinctif de se mieux connaître ou de se
deviner entre eux, et afin de mieux
éprouver la sincérité des paroles, que les
hommes de presque tous les pays ont la
figure nue, sans vêtement ni parure.

Il existe à la vérité des peuples chez qui
la figure est la seule partie du corps qui
soit couverte; mais cela vient sans doute
de ce qu'ils ont plus que nous intérêt à
dissimuler leurs passions. La jalousie et
le despotisme ont pu suggérer l'idée de
ces masques perpétuels. Pour mieux garder le mystère sur des actions et des pensées qui seraient condamnées et sévère-
ment punies, on a voilé un miroir trop
fidèle, on s'est masqué.

On a beau s'étudier à rendre ses traits
immobiles, la physionomie exprime toujours une partie des pensées; on a beau

lui imposer silence, indiscrète, elle parle toujours. A peine citerait-on deux diplomates, en Europe, en qui la physionomie soit parfaitement muette ; et, ce qui parle bien haut en faveur de la dissimulation, ce sont justement ces hommes qui gouvernent les nations.

Il est des passions, comme l'amour, qui se manifestent presque uniquement par la physionomie : les vrais amants pourraient à la rigueur se passer de la parole. Et cependant, adressez-vous aux peuples corrompus des capitales, ils vous diront que, passé vingt ans, ceux qui ont le plus d'empire sur leurs traits sont presque toujours les amants les plus heureux. C'est que, sans parler de ceux qui jouent l'émotion sans rien ressentir, l'amour a toujours tant de choses à taire, tant d'espions, tant de jaloux ou d'envieux à tromper !

Lorsque la physionomie n'est pas le puissant auxiliaire des paroles, elle en est l'efficace contre-poison : elle confirme tout discours sincère, et dément tout ce qui serait mensonger. Les imposteurs portent sur leur figure le hideux cachet de la fausseté. C'est à l'imposture qu'est due l'invention du masque : il serait digne de l'hypocrisie de nos jours de faire une mode de son usage.

Les physionomies, ou s'imitent entre elles, ou du moins s'entre-impressionnent. Les peuples qui ont la figure constamment voilée ont peu ou point de physionomie. Il en est de même des aveugles et des solitaires. Mais les hommes du monde, les gens d'esprit, les personnes passionnées, ont la plupart la figure d'une extrême mobilité. Il n'y a que les esclaves ou les hommes très-habiles, les courtisans et les ambitieux qui répriment avec soin cette parole muette qui les perdrait en les divulguant.

Il est une classe d'hommes qui, plus que tous les autres, devrait faire une étude profonde de la physionomie humaine : je veux parler des médecins. Cette étude leur enseignerait à découvrir les causes cachées de beaucoup de maux, dont les malades ne leur confient souvent que les symptômes; cela les rendrait plus réservés quant aux présages, et moins indiscrets dans leurs questions. Eux-mêmes devraient s'attacher à donner à leur figure l'expression si salutaire de l'espérance, et à taire toute pensée d'effroi ou d'inquiétude. On ne saurait croire combien la physionomie des médecins a d'influence sur les malades; combien de maux elle peut guérir ou calmer; combien de bonnes nuits elle ferait passer aux hommes souffrants et timorés.

CHAPITRE II.

Chaque homme a sa physionomie propre, comme son caractère particulier, ses passions, ses aptitudes et son génie ; la chose est avérée et tout le monde l'atteste. Mais cette diversité des traits de la face résulte-t-elle des différences du caractère et de l'esprit ? En d'autres mots, la physionomie est-elle ou non le miroir de l'âme ?

D'abord, écoutons les préventions et les dires du monde. Chacun croit aux révélations de la physionomie : nous attachons tous l'idée d'un certain caractère à de certains traits ; et nous dotons aussitôt d'une physionomie distincte, ceux-là

même que nous ne connaissons que de réputation, pour des actions, des écrits ou
des pensées. On vous parle de Shakspeare et de son génie prodigieux; vite
vous lui donnez une figure profondément
expressive et rembrunie. Vous rencontrez
M. Victor Hugo et vous croyez voir en lui
un chérubin descendu du ciel; si c'était
M. de Lamartine, vous diriez un demi-
dieu s'élevant avec sérénité vers l'Olympe.
Vous écrivez mordante ironie sur le buste
ressemblant de M. Garnier-Pagès; di-
plomatie sur celui de Talleyrand; et goût
du madrigal satirique et de la renommée
sur la tête ingénieusement ridée de
M. Villemain. Je n'ai jamais vu l'auteur
d'*Indiana*, ni l'auteur des *Mœurs du
Siècle*; mais si j'étais peintre!... et ils ne
ressembleraient, je vous jure, à personne.
Je ne mettrais, dans de pareils portraits,
ni naïveté, ni spontanéité, ni bonhomie,
ni beaucoup d'abandon non plus; mais
que de prétention à la profondeur, quelle

prédilection pour le paradoxe, que d'ardeur à rechercher par des voies nouvelles
et quelquefois périlleuses ce vain retentissement que nous croyons la gloire!

Un inconnu vous aborde : il vous parle,
et vous suivez le jeu de ses traits. Ah!
dites-vous, qu'il est bon! qu'il est facile
à vivre! la bonne figure, l'heureuse physionomie! ou bien : Cet homme doit être
méchant; ses traits expriment la dissimulation : il craint donc, puisqu'il se cache?
et en cela vous avez tort; car cet homme
n'a peut-être contre lui que sa timidité,
une déférence excessive, ou son inexpé-
rience du monde : attendez quelques jours
d'expérience pour le juger.

Tant est irrésistible, comme je le disais,
ce besoin d'assortir des traits particuliers
à chaque sorte d'esprit ou de caractère,
qu'on va jusqu'à donner instinctivement
une physionomie à l'auteur inconnu dont
on lit les ouvrages, à l'étranger qui nous
écrit, aux dieux mêmes qu'on adore.

Mais ce tableau vivant de la figure humaine, sont-ce les passions qui le dessinent et le colorient ? oui assurément.

Chaque pensée qui s'empare de l'esprit, toute passion qui nous émeut, modifie la voix, les gestes, l'attitude, et la figure plus que tout le reste. Notre physionomie change selon que nous sommes possédés et remués par la colère ou la joie, par la crainte ou l'espérance, par la générosité, la haine ou l'amour. Il est bien vrai que la face est composée d'os immobiles, étrangers à toute expression : mais ces pièces inertes sont masquées par des muscles nombreux, eux-mêmes traversés par beaucoup de nerfs ; et ce sont ces muscles qui font de la physionomie un tableau mouvant où viennent se peindre toutes les affections de l'âme, tous nos désirs et nos passions. C'est là le miroir indiscret où se réfléchissent jusqu'à nos impressions les plus mystérieuses.

Tout cela est rapide et instantané, et

2.

n'a que la durée des passions qui nous agitent. Mais la répétition des mêmes pensées, produisant à toute heure un pareil retentissement sur nos traits, finit par y laisser des traces visibles et durables.

Chaque affection de l'âme est aussi fugitive que les rides d'une onde pure que le zéphyr a doucement remuée : mais l'habitude des mêmes émotions laisse sur la figure des empreintes aussi manifestes que celles que les flots de la mer impriment sur le sable de ses rivages.

Toutefois n'allez pas en conclure que toute pensée laisse des traces visibles sur la figure, ni que la physionomie soit une sorte d'album où viennent fidèlement se retracer toutes les manifestations de l'esprit et les différents traits du caractère : non ; il n'y a que les impressions vives de l'âme qui aient cette prérogative. Nous avons souvent des pensées si mesquines, si indifférentes, qu'elles passent sans laisser de traces , comme l'oiseau dans les airs, comme une barque sur la mer. Il y a des individus impassibles que rien n'émeut et dont la figure est constamment immobile. Aussi sont-ce des êtres sans physionomie. Leur face est comme une toile vierge où ne se dessine aucune passion, où n'apparaît aucune peinture un peu caractérisée. Les gens froids ont souvent, sous ce rapport, une malheureuse ressemblance avec les imbéciles.

C'est ici le lieu de dire qu'il y a dans la figure deux parties très-distinctes, susceptibles d'éclairer ou d'inspirer nos prévisions touchant des qualités morales de différents ordres.

Il y a d'abord la partie immobile de la physionomie, le vrai squelette de la face : c'est par cette première partie qu'on peut, jusqu'à un certain point, apprécier l'état de tout le corps (car tous nos organes s'enchaînent et se correspondent). La charpente osseuse de la face sert aussi à faire augurer de l'étendue de l'intelligence à raison des irrécusables rapports qui existent entre le crâne et la face, et parce que le cerveau, cet instrument visible de l'intelligence, lui est presque toujours exactement proportionné.

Quant à l'autre partie de la physionomie, celle-là est mobile, musculeuse et ridée; elle donne la mesure des passions, indique les propensions de l'esprit et la tendance habituelle du caractère.

Il faut convenir que chacun de nous n'a pas la même habileté à interpréter les physionomies. C'est comme un tableau sans livret ni indication où chaque homme ne voit pas les mêmes objets, et où les esprits cultivés voient plus de choses que le commun des spectateurs.

D'ailleurs la dissimulation et la feinte rendent l'art du physionomiste souvent fort difficile. Certains hommes savent si bien cacher ce qu'ils éprouvent, d'autres simulent si parfaitement des sentiments qu'ils n'éprouvent pas, qu'il faudrait presque une sagacité divinatoire pour saisir toute la vérité sur des figures si habiles à mentir. Voilà sans doute ce qui faisait dire à madame de Duras : « A présent, que je sais les figures si trompeuses, je ne crois plus qu'en l'accent des personnes. »

Disons cependant que les femmes ont bien plus de perspicacité que nous pour interpréter les physionomies. Elles distinguent mieux la feinte de la sincérité ; elles discernent toujours, et presque sans erreur, les sentiments vrais et les passions, quelle que soit l'apparente indifférence ou la fausseté dont on les voile. C'est d'ailleurs l'étude assidue de toute leur vie. Et, du reste, il est bien naturel qu'elles sachent analyser un tableau pour lequel l'amour a tenu si souvent la palette et fourni les premières couleurs.

La physionomie est donc un art dans lequel la plupart des femmes, les femmes

d'esprit surtout, sont déjà des maîtres
consommés à un âge où nous ne sommes
encore que de mauvais écoliers. Elles ont
souvent aperçu dans nos yeux la passion
que le cœur ne ressent pas encore, mais
qui va naître et le tourmenter. Elles étudient, enfin, si attentivement leur propre physionomie; elles savent si bien la
gouverner, la rendre docile à leurs desseins et à leurs intérêts, qu'il n'est pas
étonnant que nous restions, sous ce rapport, si au-dessous d'elles. Ce que nous
ne disons qu'en balbutiant, le simple jeu
de leur figure l'exprime éloquemment.
Aussi savent-elles apprécier de bonne
heure la discorde où sont parfois et nos
traits et nos discours.

CHAPITRE III.

DE LA PHYSIONOMIE DES DIFFÉRENTES RACES DE L'ESPÈCE HUMAINE.

Extrême est la différence proportion-
nelle du crâne et de la face, si l'on com-
pare l'homme aux animaux les plus éloi-
gnés de lui; cette différence est encore
bien manifeste entre l'homme et le singe,
celui de tous les animaux qui ressemble
le plus à l'homme : mais cette dispropor-
tion existe même entre les diverses races
de l'espèce humaine.

L'angle facial, imaginé par Camper,
sert à mesurer assez exactement le rapport du crâne et de la face. Plus le front
s'élève perpendiculairement, et moins
les mâchoires font de saillie en avant,
plus l'angle facial est ouvert; il devient
plus aigu à mesure que le front incline

en arrière et que les mâchoires s'allon-
gent en avant, et cette mesure peut devenir en quelque sorte celle de l'intelligence. On a reconnu, en effet, que la
force et l'étendue des facultés intellectuelles correspond assez parfaitement
avec les degrés d'ouverture de l'angle
facial.

Chez les peuples européens, cet angle
est de 85 à 90°. C'est parmi les hommes de
cette race que sont nés les génies les plus
fameux, ceux qui ont constamment paru
les plus habiles ou les plus entreprenants
des hommes ; les autres races ont toujours été ou instruites ou subjuguées par
eux.

Les Chinois, les Japonais et les autres
hommes de la race mongole se rappro-
chent beaucoup des Européens pour l'intelligence et la civilisation. Chez eux,
l'angle facial n'est en général que de 80°.
Il est encore moins ouvert chez les Ca-
raïbes et les autres naturels de l'Améri-

que septentrionale; la plupart de ces peuplades sont encore dans l'état sauvage, et, malgré leurs fréquentes relations avec la race des Européens, ils paraissent faire peu de progrès vers la civilisation.

Enfin, malgré tout ce qui a été dit en leur faveur, il est incontestable que les *Nègres* sont inférieurs, sous le rapport de l'intelligence, aux autres races de l'espèce humaine. Ajoutons cependant que tous les hommes, à quelque nation qu'ils appartiennent, ne sont que des variétés d'une même espèce; ils possèdent tous à peu près les mêmes facultés, lesquelles ne diffèrent en chacun d'eux que par plus ou moins de développement, plus ou moins d'énergie. Et si les Nègres sont généralement moins bien partagés que les blancs sous le rapport de l'intelligence, il n'est pas rare de rencontrer parmi ceux-ci des individus moins intelligents que certains Nègres. Il n'y a pas, à beaucoup près, entre les deux races, cet intervalle immense qui sépare l'homme le plus dégradé de l'animal le plus parfait; et peut-être la culture des facultés intellectuelles du Nègre finirait-elle, après plusieurs générations, par l'élever au rang de l'Européen.

Il est une autre variété de l'espèce humaine, celle des Hottentots, qui paraît beaucoup plus disgraciée de la nature. Ces sauvages semblent tenir le milieu entre l'homme et les premiers singes. Chez le Nègre, l'angle facial est de 75°; il n'est plus que de 70° chez le Hottentot. On a vu à Paris une femme de cette race, que l'on donnait en spectacle sous le nom de Vénus Hottentote; quoiqu'elle eût quitté depuis long-temps ses forêts, et qu'elle vécût au milieu des peuples les plus civilisés de la terre, on a pu voir combien son intelligence était bornée, et à quel point cette face allongée et stupide différait de la physionomie intelligente des femmes de l'Europe.

Le plus ou le moins grand développement du crâne, la hauteur et la saillie
plus ou moins considérable du front,
forment le caractère essentiel des différentes races d'hommes; mais on observe
encore, dans la disposition des parties
qui composent la face, aussi bien que
dans les traits du visage, des différences
qui donnent à chacune de ces races une
physionomie particulière. Les Chinois et
les Tartares de la race mongole ont les
yeux écartés et placés obliquement, les
joues larges et saillantes, le nez écrasé
et les narines très-ouvertes; la face entière a la forme d'une losange, parce que
le crâne se termine presque en pointe
comme le menton.

Tout le monde connaît la physionomie
des Nègres; ils diffèrent autant des Européens par les traits du visage que par
la couleur de la peau.

Les Européens se distinguent en général
par l'élégante exiguïté des mâchoires, la

vaste étendue du front, la saillie du nez, par l'ovale parfait du visage, la délicatesse et l'expression fine des traits. C'est parmi les hommes de cette race que l'on peut trouver les modèles encore subsistants de ces chefs-d'œuvre par lesquels se sont immortalisés les sculpteurs de l'antiquité. On peut voir dans quelques-unes des statues grecques parvenues jusqu'à nous, le type de la beauté chez l'homme : le front haut et saillant, le visage droit et la bouche rentrante que les artistes grecs ont attribuée au père des dieux ; ce sont là les caractères irréfragables de la majesté comme d'une intelligence supérieure.

CHAPITRE IV.

DE LA PHYSIONOMIE DES DIFFÉRENTES NATIONS.

L'examen des traits de la face peut non-seulement servir à reconnaîtres les principales races de l'espèce humaine, il peut encore faire distinguer entre elles les diverses nations. Parmi les Européens, par exemple, tout le monde sait que chaque peuple a une physionomie particulière : la vivacité, la gaieté ingénieuse du Français se peignent sur sa figure; l'orgueil et la fermeté sont empreints sur celle de l'Anglais. On reconnaît de même la bonhomie de l'Allemand, la fierté de l'Espagnol, la finesse de l'Italien.

Au premier coup d'œil, personne ne confond l'œil noir et vif, le teint basané, les traits hardis et prononcés de l'habi-

3.

tant du midi, avec la face étoffée, l'œil bleu et insouciant, les traits sans expression du Hollandais.

Comparez la physionomie calme, le regard ferme de l'Américain avec les traits tourmentés et le regard oblique de l'Italien ; comparez, toujours sous de pareils rapports, les sujets du pape à ces anciens et vaillants Romains, conquérants du monde, et vous verrez quel caractère l'esclavage ou la liberté, le fanatisme ou la philosophie savent imprimer aux faces humaines.

Le visage de l'habitant de la campagne se distingue même de celui de l'habitant des grandes villes. Le premier, plus exposé aux intempéries de l'air, mais moins agité en général par les passions, à des traits durs, fortement prononcés, peu mobiles et peu expressifs. Le citadin, au contraire, presque toujours préservé du soleil et du vent, a la peau du visage fine, pâle, et susceptible de se colorer rapidement sous l'influence des émotions morales ; incessamment remués par les passions de l'homme civilisé, ses traits en conservent l'ineffaçable empreinte. C'est dans les grandes villes que l'on observe la plus grande diversité de physionomies. Dans les campagnes, la plupart des visages, brûlés par le soleil, ont quasi la même expression ; dans les villes, au contraire, chaque homme a une physionomie particulière.

En général, plus la civilisation a fait de progrès chez un peuple, plus les traits de sa physionomie sont délicats et expressifs, et cela doit être ainsi ; l'activité des facultés intellectuelles agite sans cesse les parties du visage qui leur servent d'interprètes. Le jeu de la physionomie se perfectionne comme l'art de la parole ; de même que le langage, il devient de jour en jour plus riche et plus varié.

L'homme civilisé, incité sans cesse

dans ses relations sociales, à varier le jeu animé de son visage, finit par donner à celui-ci une mobilité extrême; l'expression de ses yeux, les mouvements oscillatoires de sa bouche, deviennent chez lui un langage plus prompt et souvent plus significatif que la parole même.

Ce que l'on craindrait de dire par des mots, on l'exprime par un regard : un sourire est souvent plus éloquent qu'un long discours : des yeux qui se comprennent en disent plus que le langage articulé, et ils le disent mieux. C'est un parler franc et rapide qui n'a ni les embarras de la syntaxe, ni les précautions détournées d'une vaine rhétorique.

Mais, si l'homme sait parler avec son visage; quand il veut aussi, il sait le rendre muet. Tout le monde, cependant, n'est pas assez maître de soi pour ne pas laisser lire sur la figure les émotions même intimes. Il est remarquable que les hommes qui ont su prendre le plus d'empire sur eux-mêmes, se trouvent aux deux extrémités de la civilisation : ou parmi ceux que la fortune et l'éducation ont placés au premier rang chez les peuples civilisés, ou bien parmi les hommes à demi sauvages.

Les courtisans, les diplomates, tous ceux qui vivent dans un monde où il serait dangereux de laisser transpirer les passions dont l'âme est agitée, ceux-là ont appris à rendre leurs traits impénétrables : le visage n'est plus chez eux le miroir de l'âme ; c'est comme une glace dépolie, qui ne laisse pas apercevoir les objets placés derrière elle, et qui ne réfléchit plus l'image des objets qui l'environnent. C'est d'un célèbre diplomate que l'on a dit : que « son visage était de plâtre ; et que si on lui donnait un coup par-derrière, celui qui lui parlerait en face s'en apercevrait à peine. »

Un grand nombre de peuples presque sauvages, et en particulier les naturels de

l'Amérique septentrionale, savent con-
server un visage impassible, alors même
qu'ils sont le plus vivement émus. Ce
n'est point la crainte qui leur fait prendre sur eux un tel empire, c'est un orgueil superstitieux, une sorte de point
d'honneur; ils regardent comme indigne
d'un homme de laisser voir sur son visage les indices de ses émotions : le
bonheur le plus inattendu , la douleur la
plus vive, n'ont pas le pouvoir de remuer une seule fibre de leur visage.

S'ils revoient tout à coup un fils qu'ils
croyaient mort, ils lèvent à peine les yeux
sur lui, et continuent de consumer tranquillement leurs éternels cigares, sour-
ces inépuisables d'indifférence et de volupté. Ce n'est qu'après un certain temps
qu'ils commencent à interroger le sur-
venant avec calme sur les circonstances
de son départ et l'objet de son absence.
Si le sort des armes les a fait tomber entre les mains de l'ennemi : attachés au fa-

tal poteau où ils sont torturés avec tout
le raffinement d'une cruauté détestable,
ils entonnent eux-mêmes l'hymne de mort;
ils s'entretiennent sans efforts ni préoc-
cupations avec leurs bourreaux dans les
intervalles du supplice, et conservent
jusqu'au dernier soupir un visage aussi
serein que s'ils étaient au sein du conseil
de leur nation.

Les peuples qui vivent isolés, sans for-
mer d'alliance avec les étrangers ; ceux
dont les mœurs ont conservé long-temps
leur antique simplicité, sont remarquables par une physionomie particulière
qui se transmet de génération en génération. Les Juifs présentent un exemple
frappant de cette physionomie héréditaire : un observateur un peu attentif
peut facilement reconnaître, au premier
coup d'œil, un individu de cette nation;
on retrouve encore sur leurs visages les
traits ambigus et froncés des anciens habitants de la Palestine.

Les Suisses et les Écossais ont conservé long-temps aussi, avec leurs mœurs patriarcales, des traits nobles et caractéristiques.

Dans chaque nation même, les habitants des différentes provinces ont une physionomie qui leur est propre ; on confond rarement en France les Provençaux avec les Normands, ou les Picards avec les Gascons : il en est de même chez les autres nations.

CHAPITRE V.

DIFFÉRENCE DE LA PHYSIONOMIE DANS LES DEUX SEXES.

Ainsi l'étude de la physionomie peut servir à distinguer les variétés de l'espèce humaine, les nations entre elles; et les uns des autres, les principaux groupes d'une même nation : mais ce n'est pas tout. On distingue de même, aux seuls traits du visage, un homme de tous les autres hommes : on parvient à connaître, par la seule inspection de la figure, le sexe, l'âge, le tempérament, et, jusqu'à un certain point, le caractère et les facultés intellectuelles.

Les traits de l'homme ne sont pas les mêmes que ceux de la femme : chez celle-ci le front est peu étendu, les yeux plus écartés; tous ses traits sont plus délicats;

6

sa peau, plus fine, n'est pas couverte de poils rudes comme chez l'homme. Toutes les parties de la face ont, chez la femme, une souplesse et une mobilité qui lui permettent de varier presque à l'infini le jeu de sa physionomie ; et certes elle sait mettre à profit cet avantage naturel ! Une femme de nos grandes villes, une Parisienne, sait exprimer tous les sentiments par ses regards, surtout par son sourire, sans le secours de la parole. Presque toutes les femmes, sous ce rapport, sont naturellement un peu actrices; elles ont une facilité merveilleuse pour donner à leur visage, au premier commandement du vouloir et de la coquetterie, la physionomie de toutes les passions. On peut voir jusqu'où peut aller leur talent pour la mimique, par ce jeu si vrai, si juste et si naturel des actrices que nous admirons, ou qu'applaudirent nos pères. Mais toutes les femmes, heureusement, ne portent pas les choses si loin.

La femme semble avoir reçu en esprit
et en finesse ce qui lui manque en force
et en courage. L'homme porte sur son visage l'empreinte des passions qui l'agitent
et souvent le gouvernent; mais la femme
sait déguiser ses plus intimes impressions sous l'apparence de la sérénité ou
de l'indifférence. Elle peut feindre aussi
(il faut bien le dire) les passions qu'elle
ne ressent pas, comme elle les dissimule
quand elles sont réelles, selon ses intérêts, son caprice, ou les convenances
du monde. On prétend même qu'elle sait
trouver des larmes où n'est pas la vraie
douleur; si la chose est réelle, il faut
convenir que ce doit être pour elle un
puissant moyen d'attaque ou de défense.
La volonté de l'homme va rarement aussi
loin.

Quelques femmes ont un visage mâle,
des yeux hardis, des traits rudes et prononcés. Celles qui offrent cette ressemblance extérieure avec l'homme ont

ordinairement aussi des goûts et le caractère virils : elles méprisent la timidité de
leur sexe ; et, si elles ont formé des
nœuds indissolubles, il faut bien, bon gré
mal gré, que qui fait dépendre d'elles son
bonheur leur cède en toute chose le commandement et l'autorité. Heureusement
qu'un pareil caractère préserve de ses
plus grands dangers, précisément à cause
des traits peu séduisants qui le décèlent.

D'autres fois c'est l'homme qui offre
les traits efféminés de l'autre sexe ; ce qui
se reconnaît à son teint pâle ou doucement rosé, à sa physionomie fade ou
délicate, à son menton sans barbe, à son
regard doux et timide, à sa voix faible ou
mal assurée. Un tel homme a tous les
vices moraux dont une pareille ambi-
guïté physique est l'indice ou plutôt la
menace. L'homme ainsi fait est femme
en tout, hormis les qualités, les agréments et les vertus.

Tel est le véritable aspect de ces êtres

misérables qu'une opération barbare a
réduits à la plus humiliante condition :
honte d'un sexe, ils subissent le mépris
de l'autre.

Telle est encore la physionomie de ces
hommes qui ont adopté les goûts et les
occupations de l'autre sexe ; nous parlons
des *fashionables*, des *dandys* et petits-
maîtres de toutes les nations ; vrais
eunuques moraux, qui, tout en conser-
vant à peu près les attributs physiques de
l'homme, ont décidé de copier exclusivement, et à la lettre, tout ce que la partie la moins estimée de l'autre sexe a de
défauts et de ridicules.

Chez les peuples à peu près sauvages, où
les femmes ont les plus rudes travaux en
partage, où les hommes ont peu ou point
de barbe, où l'habitude de se peindre
et de se tatouer le visage a détruit les
nuances et la délicatesse de la physionomie, il est difficile de saisir quelques
différences un peu essentielles entre les

4.

traits des deux sexes. Cette ressemblance
entre le visage de l'homme et celui de la
femme se retrouve même parmi les nations civilisées, et jusque chez nos pay-
sans un peu grossiers. Sans le costume
différent des hommes et des femmes, il
ne serait pas toujours possible de reconnaître, parmi certains visages brûlés par
le soleil, ceux qui appartiennent réellement à ce que l'on appelle ailleurs le
beau sexe.

DE LA PHYSIONOMIE DES FEMMES, ET DES CARACTÈRES DE LA BEAUTÉ.

Je lisais dernièrement le portrait
qu'une femme célèbre faisait d'elle-
même; elle commençait par la jambe et
le pied, et finissait par le reste : nous tâ-
cherons d'imiter cette décence. J'ai le
pied petit, disait-elle, il est alerte et rapide, mais vacillant : mes hanches sont

fort relevées, si relevées que j'en rougis
presque ; et j'ai une large poitrine super-
bement meublée. Ma bouche est peut-
être un peu grande, on en voit mille de
plus jolies ; pas une n'a le sourire plus
tendre et plus séducteur. Mon nez me
cause bien quelque appréhension, je
le crois un peu gros du bout ; cepeı
dant, à tout prendre, il ne gâte rien
Mon front est vaste ; mes sourcils, très-
arqués et fort épais, le rendent majes-
tueux ; heureusement mes larges paupières tempèrent tout cela en voilant plus
d'à moitié mes prunelles, beaucoup plus
ardentes que je ne voudrais. Les veines
de mon front se gonflent vingt fois le
jour, alors que je suis émue, et elles
forment une sorte de lettre qu'on m'assure être un y grec. Mes cheveux sont
si innombrables et si longs que je trou-
verais sûrement en eux une défense et
un abri ; ils sont ma plus belle parure.
J'ai le menton retroussé et tel que ceux

où les physionomistes voient l'indice de
la volupté : je doute que personne fût plus
faite pour elle et l'ait moins goûtée.

La femme qui se peignait ainsi (madame Roland) devait monter quelques
jours après sur l'échafaud, où ne l'ac-
compagnait aucune crainte : elle mourut
en héroïne. Mais elle n'avait pas voulu
qu'on perdît le souvenir de sa figure, car
les femmes tiennent à leurs périssables
attraits plus qu'à toute chose au monde.
Uniquement pour rester belles, souvent
elles se résignent à des douleurs qu'elles
fuiraient s'il ne s'agissait que de la vie.
Même au sein des sérails où elles sont
captives, elles s'occupent sans relâche
d'une beauté qui seule les retient esclaves. Que leur importe la liberté, pourvu
qu'elles vivent préférées ! Que leur fait
l'esclavage, si elles trouvent encore à qui
donner des chaînes !

La tête de la femme a moins de volume
que dans la race masculine ; le diamètre

transversal a moins d'étendue ; le front a
moins de largeur et d'élévation, et voilà
pourquoi, s'il faut en croire les phrénologistes, jamais femme n'a créé de religion, n'a fait de poème épique ni de
grandes découvertes. Au moins est-il certain qu'il existe des différences manifestes entre le crâne d'un homme et
celui d'une femme.

Le front de celle-ci est en général
moins inégal que le nôtre ; et c'est même
afin de rompre cette uniformité du front
que beaucoup de femmes élégantes l'or-
nent de nœuds, d'un bandeau ou de
pierres étincelantes.

La seule chevelure suffirait pour caractériser les sexes. Les cheveux de la
femme sont assez longs pour la vêtir,
assez beaux pour la parer, assez touffus
pour exiger des soins infinis où se consument de longs instants : voilà même
de tous les embellissements naturels du
sexe celui qui porte le plus de préjudice

à l'intelligence : peut-être consacrons-
nous moins de temps aux femmes que les
femmes à leur chevelure, et pour elles
c'est perte de temps des deux côtés.

Les yeux de la femme sont un peu
plus écartés, et ordinairement mieux
voilés, soit par des cils plus longs que
ceux de l'homme, soit par des paupières
dont le tissu fin et comme satiné se dé-
roule avec une rapidité magique, sans
garder ni plis ni rides. Les sourcils sont
aussi mieux arqués, caractère que quelques femmes rendent encore plus sensible en colorant les sourcils à la manière des Orientales et des Grecques du
Fanal; les cils aussi participent à cette
cérémonie.

Le nez de la femme est presque toujours
plus petit qu'en l'autre sexe, affectant au
reste mille formes, ayant leurs significa-
tions, menaces ou promesses; tantôt se
continuant fièrement avec le front comme
celui de la Vénus grecque; tantôt échan-

cré immodestement vers le haut, quelquefois court, retroussé ou épaté, rarement aquilin. La bouche est presque
toujours plus petite, ou du moins plus
gracieuse, même sans le secours du sourire. Le rire d'ailleurs a ses dangers pour
la beauté, outre les préventions qu'il
autorise quant au caractère ; je veux parler de ces plis causés par un sourire trop
fréquent, rides immuables qui semblent
renfermer la bouche entre deux paren-
thèses. Les lèvres de la femme ont d'ailleurs tant d'expression, surtout la supérieure, si sujette à varier d'après l'humeur
ou l'esprit, qu'on y lit souvent plus de
choses que n'en révèlerait la parole, qui
d'ailleurs est moins sincère. Il ne faut
pas s'étonner si le silence des femmes
est quelquefois si éloquent.

L'oreille, ce dernier vestige de la
beauté, a aussi chez la femme une finesse de contexture, une grâce de contours, que celle de l'homme n'offre pres-

que jamais au même degré. Le menton
est presque toujours plus petit, uni et
lisse comme le reste de la face, où la barbe
ne naît jamais. Ce dernier caractère toutefois n'est pas sans quelques exceptions :
des femmes brunes, passé vingt ans, ont
parfois une jolie forêt aux côtés de la bouche, et franchement cela ne leur mes-
sied point : l'essentiel est de ne jamais
couper ces poils follets ; celles qui les dé-
truisent à l'exemple des Orientales et des
Espagnoles, à l'aide du *rusma* ou de toute
autre composition où entre la chaux, se
préparent des repentirs. La peau alors
devient rude, et elle perd son luisant,
son carmin, son vif incarnat ; les arra-
cher est chose plus douloureuse, mais
plus prudente.

Le cou, servant de support à la tête,
n'est pas moins gracieux qu'elle ni moins
significatif quant au sexe ; le cou, si arrondi, si plein, si doux, si gracieusement
infléchi et s'harmoniant si bien avec son

voisinage; le cou, si malencontreusement
caché sous le yachmack des mahomé-
tanes, mais si généreusement porté nu
par les Françaises, suffirait à lui seul pour
caractériser la femme comme pour l'embellir. La saillie du larynx, qui rend le
cou de l'homme si anguleux, est insensible chez la femme, et cela même qui ac-
croît la beauté de son cou fait aussi la
douceur de sa voix.

Si maintenant nous voulions indiquer,
parmi tous ces attributs du sexe le plus
faible, ceux qui caractérisent plus parti-
culièrement la *beauté,* nous devrions citer
le prolongement du cou et des lombes, et
leurs gracieuses inflexions; la coupe des
lèvres et leurs oscillations imperceptibles, de même que l'espace souvent très-
étendu et largement cannelé qui sépare la
bouche de la cloison du nez; nous citerions
aussi le fin tissu des paupières, la longueur des cils, non moins que la pureté
du blanc des yeux, formant contraste

avec la teinte foncée de l'iris, l'un des
caractères les plus admirables des Vierges
de Raphaël et de sa sainte Marguerite. Il
est d'autres causes de beauté tout aussi
difficiles à expliquer quoique irrécusables : telles sont par exemple ces petites
fossettes capricieuses qui se dessinent
aux joues, aux bras et aux lombes, quelquefois au menton ; d'autres fois, c'est un
signe brun ou noir qui s'incorpore à la
lèvre, à la joue, au bras ou au cou, quelquefois ailleurs, et qui fait singulièrement ressortir la finesse de la peau et sa
blancheur, dès lors moins uniforme. Un
autre contraste bien rare et fort prisé,
c'est l'alliance de cheveux noirs avec des
yeux bleus, ou d'une chevelure blonde
avec des iris bruns ou des sourcils noirs,
et vingt autres combinaisons singulières
et toujours merveilleuses. Mais voici le
plus précieux embellissement du sexe,
c'est la chevelure, cette longue et fraîche
chevelure nattée, nouée, tressée, bouclée

ou naïvement abandonnée autour d'une figure jeune, triste ou souriante, n'importe. La blancheur des dents est aussi une très-riche parure, qui ne s'achète ni ne se remplace, et qu'il faut, à cause de cela, préserver de tout contact des instruments métalliques aussi bien que des poudres minérales. Le kina, le charbon, la suie et l'eau pure, voilà les vrais amis des dents.

Mais à quoi sert d'énumérer les caractères de la beauté, si chacun de nous la conçoit à sa manière et si ce qu'un peuple admire est réputé défaut chez une autre nation? par exemple, le nègre trouve adorables les grosses lèvres, le nez épaté et le teint d'ébène de sa négresse : ses Canova et ses Thornwaldsen, si la race nègre en possédait, enfanteraient des Vénus aux cheveux crépus et des Grâces couleur basalte. Le Mongol, qu'il soit de Siam ou de la Chine, s'enthousiasme pour la peau olivâtre et les vastes pommettes de la femme mongole ; l'Anglais attache un grand prix à la chevelure dorée des Anglaises, à leur taille svelte et déliée, et à leur pâleur autant qu'à leur indifférence ; le Français, lui, plus universel dans ses goûts, et plus digne d'être cosmopolite, préfère néanmoins l'air enjoué ou capricieux des Parisiennes aux physionomies plus nobles, plus sentimentales ou plus majestueuses des femmes grecques, des Allemandes, des Espagnoles ou des Orientales.

SENSIBILITÉ, INTELLIGENCE, CARACTÈRE ET PENCHANTS DE LA FEMME.

La femme n'a, ainsi que l'homme, que 42 paires de nerfs, depuis l'œil jusqu'à l'extrémité des membres, et ces 42 nerfs doubles, partout distribués et confondus, donnent lieu chez elle à mille émotions. Il semble que son corps soit un tissu de

nerfs, tant elle est sensible. Ses sens sont
tous d'une grande finesse : les odeurs ont
beaucoup d'empire sur elle ; les suaves
parfums l'enivrent ; certaines odeurs fé-
tides là calment et la maîtrisent. Les
femmes ont le goût fort délicat : leur
gourmandise est plutôt friande que glou-
tonne. Le grand bruit les épouvante ; la
simple parole les trouve quelquefois indifférentes ou distraites, mais un chant
mélodieux les émeut, un cri perçant ex-
cite leur commisération, une plainte les
afflige. Une voix douce a des charmes
pour elles, mais elles en suspectent la sincérité. C'est aux yeux, c'est à la vue que
les femmes sont redevables de la plupart
de leurs connaissances et des plus nombreux plaisirs. Le bonheur de voir et de
regarder leur paraît préférable au plaisir
de toucher ou d'entendre : *voir* demande
moins d'attention et peu de raisonnement ; la vue est le sens de la paresse,
outre que dans des limites restreintes elle

expose à peu d'erreurs. Demandez à une femme d'esprit encore jeune et jolie quel est celui des sens qu'elle prise davantage, elle vous répondra que c'est la vue. A ce sens-là elle sacrifierait volontiers tous les autres. Sans les yeux comment mettre de l'harmonie dans ses traits, comment assortir sa figure à d'autres figures, comment se parer, comment juger de l'affection qu'on inspire et comment y répondre? La vue est le sens de l'amour et de la coquetterie; aussi, voyez comme les femmes excellent à déchiffrer le grimoire si illisible de la physionomie, le sourire, les gestes, la contenance! Telle est l'étude de leur vie entière, et dès l'âge de vingt ans elles ont à cet égard une très-riche érudition.

Peut-être, comme disait Saint-Lambert, les femmes n'ont-elles pas autant que nous la volupté du toucher. Et d'ailleurs à quoi bon? leur peau douce et délicate se blesserait aux contacts où la

nôtre se délecte, outre qu'elles ont des
mains et des lèvres plus paresseuses ou
plus chastes,

Le sixième sens a moins de prix pour
elles que pour nous : il montre moins
d'exigences et de curiosité; il est aussi
moins exposé à d'extrêmes vicissitudes,
mais celles qu'il subit parfois ont plus
de fixité dans leurs retours. Il est certain
que les femmes tiennent plus à plaire
qu'à posséder : elles sont plus heureuses
de nos combats que de nos triomphes.
Comme le ciel, leur digne patrie, elles
ont fait une vertu de l'espérance.

En général, elles sentent trop vivement pour beaucoup raisonner ou long-
temps réfléchir, et elles ont trop de sagacité pour fonder des systèmes. Leur
parfaite expérience des choses de la vie
les persuade aisément de la vanité des
théories : un secret instinct les avertit
que les généralités en toutes choses ne
sont que de superbes mensonges, et cela

même les a constamment dissuadées des
études approfondies, et rendues étrangères à toutes les découvertes, quel qu'en
soit l'objet. Elles n'ont jamais bien compris que les effets individuels : l'étude des
causes et les abstractions les déconcer-
tent ou les ennuient. La femme comprend
mieux un fait qu'un principe, et elle sait
mieux asservir ceux qui gouvernent
qu'elle ne sait elle-même gouverner. Partout où règnent des femmes, vous verrez
constamment un mari docile, un amant
despote, ou un premier ministre tout-
puissant. Si la douceur naturelle aux
femmes tempère le pouvoir suprême,
comme l'a dit Montesquieu; en revanche,
ce besoin qu'elles ont d'un maître soumet ce pouvoir à toutes les vicissitudes
d'une élection capricieuse; et c'est afin
de conjurer cette instabilité que fut éta-
blie chez nous la loi salique.

Nous ne disons point que la femme ait
moins d'esprit que l'homme, mais on est

forcé de reconnaître qu'elle a un esprit
différent : elle est femme en cela comme
en tout le reste. Peut-être cela pro-
vient-il un peu de l'exiguïté de sa tête,
de l'étroitesse de son front, de son long
sommeil et de sa faiblesse, des soins
qu'elle donne à sa parure et à ses attraits, à la coquetterie et au dévouement; peut-être aussi cela dépend-il
des vicissitudes de sa santé, du temps
qu'elle consacre à nous élever, à nous
instruire; peut-être est-elle trop per-
suadée de notre supériorité, trop adon-
née à la paresse, ou trop fière de nos
hommages; mais il est certain que
son intelligence en beaucoup de points
a moins de puissance que la nôtre. Et
d'abord, qui doute qu'elles aient moins
de mémoire! Vous auriez beau mettre bout à bout leurs jolies chansons,
leurs petits vers, leurs pieuses prières,
leurs douces romances, vous n'auriez pas encore la dixième partie d'une
science de nomenclature comme la bo-

tanique, ou d'une science de raisonnement comme le droit ou la médecine.

Les femmes ont littéralement besoin de protection. L'idée de patrie a sur elles moins d'empire que sur nous :

Leur patrie est aux lieux où l'âme est enchaînée.

Elles tiennent plus à la maison qu'au pays, plus à l'homme de leur choix qu'à toute la nation. A cause de cela, elles voyagent volontiers sans jamais éprouver ce regret du pays natal qui a reçu le nom de *nostalgie*, espèce de mélancolie douce à laquelle les jeunes gens sont si enclins. Hors des scènes coutumières de la vie domestique, les femmes sont d'assez mauvais observateurs. La relation de leurs voyages est ordinairement entachée de partialité ou de prévention. Toujours souvenantes ou trop émues, et douées de trop peu de mémoire pour grouper avec vérité leurs souvenirs, comme lady Morgan ou mistress Trollop, leurs récits sont ordinairement empreints d'exagération ou d'injustice. Peintres, elles ont les mêmes défauts et les mêmes qualités : incapables la plupart du temps d'atteindre à la vérité historique ou au grandiose de l'héroïsme ; trop partiales dans leurs préférences individuelles pour s'élever à l'idéal de la beauté, elles excellent dans la peinture du portrait, dans les scènes d'intérieur et dans le paysage. Il est dans leur destinée d'imiter tout ce qui n'est pas sentiment. En musique, elles brillent surtout dans l'exécution : composer est pour elles une tâche trop laborieuse. Aussi comptons-nous vingt Pasta ou Catalani, dix Sontag ou Malibran, pour une Sophie Gail, une Loïsa Puget, une Louise Bertin, ou une Duchambge.

Depuis Sapho jusqu'à madame Deshoulières, jusqu'à madame Tastu, madame Ségalas et madame Louise Colet, que de fois on a vu la lyre inspiratrice aux mains des femmes ! que de fois leurs

beaux vers nous ont émus ! Pleins de tendresse et de mélancolie, ces vers expriment toujours, ou les rêves d'un cœur
passionné, ou le désenchantement d'une
tendresse déçue. Pour qu'il y ait tant de
femmes poètes au milieu de nous, ah !
sans doute, il faut que les hommes aient
de grands reproches à se faire ! Écoutons
plutôt l'une d'elles, dont une de nos aca-
démies vient de couronner les premiers
essais :

> Moi, sur mes jeunes ans j'ai vu gronder l'orage ;
> Mon printemps fut sans fleurs, mon été sans ombrage ;
> Aucun ange du ciel n'a regardé mes pleurs !
> Que ne puis-je, changeant l'absinthe en ambroisie,
> Comme vous, aux accords d'un chant de poésie,
> Endormir mes douleurs !

Exaltées et véhémentes, et tour à tour
généreuses jusqu'à l'héroïsme, ou vindi-
catives jusqu'à la cruauté, leur imagination les rend versatiles et excessives en
toutes choses. Tantôt, attentives aux combats de l'arène, du regard elles excitent

l'ardeur des combattants; tantôt, vivement éprises des charmes d'un repos par-
tagé, elles éteignent en nous le goût de
la gloire, et nous aveuglent au point de
nous faire proclamer méritante une lâ-
cheté qui leur plaît :

Ferreus ille fuit qui, te cum posset habere,
  Maluerit prædas, stultus, et arma sequi.

Tantôt, ivres de liberté dans les révolutions ou les émeutes, elles enhardissent
des fous à la sédition et au carnage; et
tantôt, redevenues compatissantes et généreuses, leurs douces mains pansent des
plaies et consolent des misères. On les a
vues un jour accompagner triomphantes la
tête de la princesse de Lamballe; une autre fois elles offraient des fleurs mouillées
de larmes à un roi indignement con-
damné que la foule abreuvait d'affronts.
Aujourd'hui, dévouées comme madame
Lavalette, souvenantes comme Françoise
de Rimini, ou fidèles comme Artémise;

demain perfides comme Judith; barbares un jour de famine, et sublimes un jour de terreur ou d'épidémie. Cette versatilité d'humeur, qui les a plus d'une fois rendues coupables, plus souvent encore les a rendues malheureuses. Les plus habiles d'entre elles en sont si persuadées qu'elles ne se montrent volontiers qu'à certaines heures et à certains jours. Les femmes grecques se rendent invisibles pour tous, les samedis de chaque semaine, comme nos Parisiennes avant le canon de midi. Le matin est mortel à l'amour du soir.

Et cependant à toute heure elles sont douées de sagacité; l'esprit ni la finesse ne les quittent jamais. Tout leur sert de moyens d'expression : le geste, un regard, un souffle, le silence même, un de leurs sourires, un de leurs frémissements vaut un discours. Faut-il correspondre? tout leur est télégraphe ou messager : une fleur, un ruban, une écharpe, un jeton, une coquille, comme dans *le Ma-*

jorat; un chant d'oiseau, comme dans *les Aveux au tombeau;* des lettres piquées dans un livre, comme dans *d'Urfé.* Sophie veut-elle donner des remords à Tom-Jones, elle dépose sur le lit de l'infidèle le manchon qu'il a tant de fois baisé. Pour encourager Paul à la patience, Virginie lui envoie en *post-scriptum* des graines qui croîtront à l'ombre des deux cocotiers jumeaux. Trop prudente et trop sage pour garder près d'elle le portrait du duc de Nemours, dont l'attachement la désole, la princesse de Clèves ornera son pavillon d'une bataille où le duc figure aux premiers rangs. Rien de plus ingénieux, rien de plus délicat qu'un esprit de femme, surtout si cette femme inspire et ressent l'amour. Voyez cette tendre et triste Zaïde, que Conzalve a trouvée demi-morte au bord de la mer! Vivement épris d'elle, et ne sachant quelle langue est la sienne, ni d'où viennent ses larmes, il prend le parti de mander un peintre, auquel il commande un tableau... Vous peindrez la mer en courroux, un vaisseau venant d'échouer sur le rivage, une jeune fille échappée à la tempête, mais pleurant près du corps inanimé d'un homme jeune et beau : la jeune fille doit ressembler à Zaïde, ce sera Zaïde, et le jeune homme sera ce rival tant maudit par Conzalve, et sans doute tant regretté par Zaïde. Voilà le tableau fait, que dira Zaïde en le voyant! Conzalve la conduit dans la galerie : sa surprise est vive, son émotion visible. Un regard va féliciter le peintre, un regard remercie Conzalve, un soupir les récompense tous les deux. Cependant, Zaïde a saisi le pinceau du peintre, que veut-elle changer, ou que va-t-elle effacer? Voyez : le jeune homme a disparu du tableau, et la jeune fille, d'un signe de tête, a subitement consolé Conzalve et l'a comblé d'espoir... Voilà l'esprit de

Zaïde, c'est celui de madame de Lafayette
et de tout son sexe.

A ce tact si délié, souvent on voit se
joindre une parfaite dissimulation, et
beaucoup de cette circonspection, beaucoup de cette fine prudence, que les
esprits chagrins nomment faussement hypocrisie : ce sont des maux vrais qu'on
tait, ou des douleurs feintes qu'on accuse;
c'est quelquefois un sourire qui cache des
larmes, quelquefois de la gaîté dissimulant
du dépit ; d'autres fois ce sont de fausses
confidences pour masquer un secret ou
pour endormir une sourde inquisition,
une jalousie; souvent on refuse pour
faire désirer, on fuit pour être poursui-
vie, on se confie dans l'espoir d'une indiscrétion, on met un voile pour qu'on le
déchire, quelquefois même on baise une
main outrageante en attendant qu'on
puisse la punir.

Mais ce qui nous plaît surtout chez la
emme, c'est la pudeur naïve, c'est la

6.

chasteté. Non, peut-être, la chasteté de
Suzanne, qui n'est pas assez exposée
pour être fort méritoire; ce n'est pas la
pudeur qui se contente de rougir, ni
celle qui se tait, ni celle qui crie, ni celle
qui se trouble ou s'offense de tout. La
pudeur que nous aimons, ce n'est pas
celle de Clarisse, qui dispute tout pied à
pied, jusqu'à la clef de la porte par où on
l'enlève; c'est celle de la jeune fille qui,
lisant toute seule Buffon, saute d'elle-
même cinquante pages du livre, quoique
curieuse de les lire; c'est celle de Virginie, qui préfère la mort à la honte de
s'exposer nue aux yeux d'un homme;
c'est celle de Jeanne d'Arc qui ferme in-
génument les yeux,

Et qui, ne voyant point, pense n'être point vue.

L'innocence et l'ingénuité, tel est le
plus irrésistible attrait des femmes : une
jeune femme qui, les cheveux épars, croit
se cacher parmi les roseaux ou sous sa

table de toilette; la femme qui fuit celui
qu'elle aime et qui cherche un refuge
dans les bras d'un indifférent; Nausicaa
craignant d'accompagner Ulysse dans la
ville, et qui, néanmoins, le conduit au
bain; voilà l'innocence qui nous charme,
parce qu'elle n'a rien d'apprêté.

Les femmes ne sauraient croire combien un amour-propre excessif leur est
préjudiciable. Il en est qui, sans pardon,
marquent d'une croix d'inimitié tous ceux
qui les estiment sans émotion. Il en est
même qui voudraient pouvoir infliger le
châtiment que Bussy endura jadis, ce
pauvre Bussy qui resta vingt années en
prison pour avoir dit et chanté que la
bouche de mademoiselle de La Vallière
était grande. Il en est qui appauvriraient
la compagnie des Indes, tant les choses
fastueuses les trouvent insatiables, et qui
éprouveraient un bonheur indicible à
préparer pour elles un lait de poule à la
flamme céleste de vingt billets de banque.

Il en est que l'ambition tourmente sans relâche.

Si les femmes ont peu de pouvoir parmi nous, c'est personnellement leur faute. Là où elles tiennent le sceptre de la société, les mœurs se polissent, le langage s'épure, mais la littérature s'énerve en devenant frivole. Comme il n'est plus alors de réputation si leur assentiment ne la confirme, on ne fait de toutes parts, à cause d'elles, que des résumés et des adages ; on renonce aux grands travaux. Alors, les sujets les plus sérieux deviennent d'indépuisables motifs d'épigrammes ; on affecte, pour se populariser, de n'attacher d'importance à rien ; on prouve et l'on réfute comme on plaisanterait ; on déguise la vérité sous l'esprit, le principal devient l'accessoire ; et pour achever de tromper une nation légère, sous prétexte d'éclairer sa raison, on s'attache à flatter son mauvais goût. Phrases, chapitres, ouvrages et jusqu'aux projets, jusqu'aux plus graves desseins, tout s'abrège pour elles, tout se rapetisse au niveau d'un peuple efféminé, déchu de sa grandeur... Mais plus est puissante l'influence des femmes, plus elles sont coupables d'en mésuser : toutes les fois qu'elles commanderont à des esprits supérieurs les glorieux travaux et l'illustration, elles seront obéies.

CHAPITRE VI.

DE LA PHYSIONOMIE SELON LES AGES, LES PROFESSIONS, ETC.

Il est peu difficile de découvrir sur le visage les traces des années. Chaque homme porte avec lui son acte de naissance. En vain cherche-t-on à se faire illusion à soi-même et à tromper autrui sur sa jeunesse factice; en vain la femme qui voit s'enfuir, avec ses charmes, et l'amour et les plaisirs, s'efforce-t-elle de cacher les ravages du temps : rendra-t-elle à ses yeux leur éclat, à son teint sa fraîcheur? Elle a beau s'imprégner d'essences précieuses et se tatouer de carmin, le temps n'en grave pas moins sur ses traits, jadis si séduisants, ses outrages irréparables. C'est beaucoup si tant de soins et de minutieux mensonges parviennent à retenir quelques années de plus à ses pieds ses adorateurs les plus intrépides. La jeunesse une fois écoulée, adieu l'amour ! le fard l'épouvante, les rides lui font peur.

L'âge apporte de grands changements dans toutes les parties du corps; mais ces changements sont plus marqués à la face que partout ailleurs. Les tissus qui la composent changent à la fois de forme, de volume, de couleur et de consistance. Le visage de l'enfant est court et élargi; son front est saillant ; ses joues, formées de deux pelotons de graisse, ne sont creusées d'aucun sillon; la peau en est douce, tendue et rosée : les lèvres sont fraîches et vermeilles. Tant de contours arrondis donnent à cet âge un air riant et gracieux : aussi est-ce sous les traits de l'enfance que les peintres et les poètes représentent l'amour, l'innocence et la gaieté, qui, tous trois, dans un âge plus

mûr ne sont plus guère que de trompeuses fictions.

C'est à l'âge de la puberté que la face
éprouve les changements les plus sensibles et les plus importants ; la physionomie prend alors un nouveau caractère.
A cette époque où tous les os de la face
prennent un accroissement considérable,
le nez s'allonge, les joues se creusent et
perdent leur forme arrondie ; la barbe
commence à paraître sur le menton et
les côtés du visage. Jusque-là les deux
sexes avaient à peu près la même physionomie ; celle de l'homme change alors
absolument, tandis que la jeune fille
garde encore, et conservera durant toute
la jeunesse, la forme gracieuse de l'enfance : elle perd, il est vrai, pendant un
certain temps, la fraîcheur de son teint
et le contour si gracieux de son visage ;
mais bientôt ces premières parures res-
suscitent avec de nouveaux embellissements.

L'œil du jeune homme devient plus mâle, quoique encore mal assuré; son visage s'allonge et pâlit; ses traits ne sont plus ceux de l'enfant et ne sont pas encore ceux de l'homme fait. Pendant quelques années la physionomie de l'adolescent conserve le même vague que son caractère; ce n'est qu'à de longs intervalles qu'elle retrace l'image encore indécise des passions qui fermentent dans son sein. C'est comme une illumination passagère; et ces courts orages font promptement place à la sérénité du premier âge, sans laisser à leur suite ni nuages ni tempêtes. Mais peu à peu les traits se prononcent et se dessinent davantage; les passions qui seront dominantes ébauchent déjà divers sillons qui attestent leur règne commencé : d'abord légères et fugitives, ces empreintes se gravent plus profondes, et finissent par rester ineffaçables.

C'est une loi générale de l'organisation que plus l'usage d'une partie est fré-

quent, plus cette partie prend de force
et de volume : il doit donc arriver que
les muscles du visage le plus fréquemment mis en jeu, par telle ou telle passion, deviennent les plus manifestes et
les plus actifs ; or ce sont ceux qui, placés
sous la peau, forment les saillies et les
enfoncements de la face.

Effectivement, c'est aux muscles, à
cause du mouvement saccadé que reçoivent d'eux la peau et les lèvres, c'est aux
muscles que la physionomie doit sa principale expression. Si les passions tristes sont
prédominantes, le visage finit par conser-
ver l'empreinte de la tristesse ; son aspect
est riant, au contraire, si les traits ont
été long-temps soumis à l'influence des
impressions gaies. C'est de la même
manière que le courage et la timidité,
la fierté et la modestie, toutes les passions,
en un mot, et toutes les affections de l'âme,
finissent par laisser sur la figure des tra-

SELON L'AGE, ETC. 75

ces plus ou moins profondes et durables.

Telle est la marche ordinaire de la nature : vers trente ans environ, les traits dont alors le développement est achevé, sont plus prononcés et moins mobiles; c'est alors que la physionomie a tout à fait pris le caractère propre à la race, à la nation ainsi qu'au tempérament et à l'humeur de chaque individu.

Jusqu'à cet âge la face de l'homme n'avait été que gracieuse, fraîche, ou jolie; elle devient belle alors, parce qu'elle porte l'empreinte irrécusable de l'intelligence, le cachet de la raison. Quelques hommes conservent jusqu'à la vieillesse les formes arrondies du jeune âge; ce sont ordinairement des personnes peu susceptibles d'émotions profondes et plus sensibles aux plaisirs des sens qu'aux jouissances intellectuelles : en voyant leur visage charnu, sanguin, vasculeux et fleuri, on peut en induire que les grandes passions leur furent étrangères;

car les passions sont grimaçantes de leur
nature, et leur passage fréquent est toujours marqué par des rides.

Si, presque toujours, la physionomie
doit son caractère propre au développement naturel de la face sous l'influence
instinctive de chaque genre d'esprit, sans
que la volonté y prenne aucune part;
souvent aussi, par les changements réels
qu'il imprime arbitrairement à son visage, l'homme parvient à donner à sa
physionomie une expression déterminée,
mais factice et mensongère.

Les peuples sauvages, avons-nous dit,
se peignent la figure de différentes couleurs, et, par les dessins variés qu'ils y
tracent tour à tour, ils savent se donner
tantôt une physionomie de paix, tantôt
une physionomie de guerre; chaque peuplade adopte même un dessin particulier,
qui lui sert à se distinguer des autres au
premier coup d'œil.

Chez les peuples civilisés, ce sont les

femmes surtout, et quelques hommes peu différents des femmes, qui fardent leur visage, qui se teignent les sourcils ou la barbe, et qui emploient divers moyens analogues pour changer l'expression de leur physionomie. Mais il est des hommes qui changent du tout au tout soudainement leur figure, sans recourir à aucun secours étranger, à cause de la direction arbitraire et diversifiée qu'ils impriment à leurs traits toujours si dociles et si changeants.

On sait comment les acteurs peuvent ainsi changer à volonté l'expression de leur visage; comment ils lui donnent tour à tour l'apparence de la joie ou de la tristesse, de l'amour, de la fureur et des différentes passions : ils prennent un nouveau visage à chaque rôle nouveau qui leur est confié; et, sous ce rapport, chacun de nous, tout en se proclamant sincère, est presque toujours un peu acteur dans le monde.

7.

Ces changements de physionomie ne sont que momentanés; ils dépendent de la direction du vouloir, de l'aptitude à l'imitation et de la mobilité des traits. Mais on peut aussi, par une volonté ferme et persévérante, par une attentive surveillance de soi-même, parvenir à donner à la physionomie un caractère déterminé et permanent.

Ainsi l'homme de cour sait se faire un visage qui, dans les circonstances les plus fâcheuses et les plus imprévues, conserve toujours sa souriante immobilité.

Le médecin finit par communiquer à son visage, souvent même jusqu'à l'excès, jusqu'au danger, une expression sérieuse et grave, en rapport avec les scènes malheureuses dont il est journellement acteur ou témoin. Mais il devrait dépouiller cet air de tristesse en abordant ses malades.

L'homme de guerre le moins brave, et celui-là surtout, affecte un air audacieux et fier : vous le voyez poignarder de son

regard ceux qu'épargne son épée bien-
veillante.

Le fripon qui fait de la duperie le fon-
dement de son existence, donne à sa
physionomie un séduisant caractère de
bonhomie et de simplicité.

L'homme d'état qui daigne laisser à
ses commis l'embarras des affaires, vou-
lant du moins paraître en soutenir le
fardeau, travaille sa figure, la rend grave
et pensive, et semble toujours plongé
dans de profondes méditations. Toutefois il pense, mais à sa fortune et à ses
rivaux ; il est fatigué, mais d'intrigue.

Chaque classe de la société, chaque
profession revêt ainsi une physionomie
particulière ; et c'est là ce que les peintres de genre et les habiles en fait de
caricatures, n'ont pas manqué de remarquer et de saisir. A Paris, un observateur
exercé ne confond pas l'habitant du
quartier Saint-Germain avec l'élégant de
la Chaussée-d'Antin, le rentier du Marais

avec le marchand petit-maître de la rue
Vivienne, ni le jeune homme des fau-
bourgs avec l'étudiant du quartier Latin :
chacun a sa physionomie, comme son
accoutrement et sa contenance.

Chaque âge, chaque condition a donc,
disons-nous, sa figure distinctive. Toutefois il faut remarquer que dans l'enfance
la physionomie n'existe pas encore ; les
passions ne l'ont pas encore créée, les
diverses parties de la face n'ont pas ac-
quis un développement assorti à l'usage
auquel elles sont destinées. A l'autre bout
de la vie, dans la vieillesse, la physionomie
n'existe plus ; soit que les passions, alors
comme amorties, n'aient plus besoin
d'interprètes, soit que les traits endurcis
du visage ne puissent plus obéir à celles
qui survivent encore. Les yeux dès lors
perdent leur éclat, leur vivacité ; la peau
du visage, sèche et ridée, conserve dans
tous les moments la même teinte ; les
muscles ont perdu leur force et leur

mobilité : d'où il résulte que tous les traits sont affaissés, attirés vers le men-ton ; et cela même donne à la face un air de regrets, de plainte et de mauvaise humeur.

Ainsi les contours arrondis et gracieux de l'enfance sont insensiblement rempla-cés par les formes moins douces, mais plus belles et mieux prononcées de l'âge mûr ; et l'on ne retrouve plus chez le vieillard que des formes dures, tristes, anguleuses et inanimées.

L'enfant ne sait que rire et pleurer, l'homme adulte laisse voir sur son visage et la satisfaction de l'amour et l'anxiété de l'ambition et les élans du courage ; tandis qu'on ne lit plus sur la figure du vieillard que la tristesse, l'indifférence ou l'abattement : tout le reste est effacé, ou du moins illisible.

La mort enfin détruit entièrement l'expression de la physionomie : on ne voit plus même, chez un moribond, que la toile sans couleur ni dessin de l'ancien tableau.

Il en est de même chez les misérables que l'on conduit au supplice : quoiqu'ils soient encore pleins de vie, l'agonie morale qu'ils endurent communique à leur visage un aspect souvent plus affreux que la mort.

P. S. Les cheveux, la barbe, l'épiderme, les sourcils, les dents et la cornée de l'œil, telles sont essentiellement les parties du corps d'après lesquelles on a coutume d'augurer de l'âge des personnes. Précisément parce qu'ils sont peu vivants et n'ont qu'une vie d'emprunt, bientôt on voit ces organes pâtir et s'altérer dès que la vie a perdu ce riche excédant, cette luxueuse superfluité qui caractérise les belles années de la jeunesse. Ce sont des parasites qui ne prospèrent qu'au sein de l'abondance : tout besoin d'économie les fait fuir ou mourir.

Toutefois de pareils indices induiraient

souvent en erreur, surtout dans nos cités
modernes, où de brusques alternatives de
bien et de mal, où le passage trop subit
du repos aux fatigues, du bien-être aux
sollicitudes, des privations à l'abus, et de
l'insouciance aux chagrins, imitent si
parfaitement les effets de l'âge. Ainsi, tandis que habituellement les cheveux commencent à blanchir à quarante ans, la
barbe à cinquante, et les sourcils à
soixante, il n'est pas rare de rencontrer
dans nos grandes villes des individus en
qui chacune de ces tristes phases a de-
vancé de quinze ans l'époque qui leur est
ordinaire chez le commun des hommes.
Mais nous devons dire que ces révolutions
hâtives en des organes inutiles, ne présa-
gent rien de sinistre quant à la durée de
la vie; et cela doit consoler.

CHAPITRE VII.

DE LA PHYSIONOMIE SELON LES TEMPÉRAMENTS.

Il existe dans chaque homme une disposition particulière des organes, un certain accord, une subordination de parties, qui se divulguent par les traits de
la face encore mieux que par le reste du
corps. C'est à ces diverses combinaisons
d'organes, dont la proportion et l'influence varient en chacun de nous, que
l'on a donné le nom de *tempérament*.

La connaissance des tempéraments importe surtout au médecin ; mais elle n'est
indifférente ni au physionomiste ni au
moraliste. Le tempérament, en effet,
exerce son influence, non-seulement sur
la santé, mais encore sur l'intelligence,
sur les passions et le caractère. Notre or-

ganisation physique modifie le moral presque autant que les circonstances au milieu desquelles se passe la vie.

Notre misérable esprit est sans cesse
impressionné par notre structure matérielle et périssable, aussi bien que par les
hommes et les choses dont nous vivons
entourés.

Avec des penchants et des aptitudes
natives à peu près semblables, deux hommes de différent tempérament agissent
et pensent d'une manière contrastante :
c'est que le cerveau, l'un des organes du
corps et l'instrument visible des pensées,
se trouve modifié et diversement in-
fluencé par les organes qui l'accompagnent et le secondent. C'est une sorte
de société solidaire et réagissante à l'action de laquelle on ne saurait le soustraire,
pas plus que l'homme même ne peut
échapper à l'influence des autres hommes ses compagnons habituels.

L'influence du physique sur le moral

est bien plus puissante encore lorsque les organes sont douloureux, le corps souffrant et malade.

Étudions donc les tempéraments, leurs caractères, leur physionomie, et leur influence sur l'esprit et l'humeur.

Celui de tous qui s'annonce au dehors par les plus brillantes apparences est le tempérament sanguin. On le rencontre principalement chez les personnes dont la santé est florissante, chez les jeunes gens, et généralement chez ceux qui vivent avec douceur, sans peine, sans inquiétudes ni soucis, au sein d'une société civilisée et sensuelle ; plus ordinairement chez les hommes que chez les femmes.

Les hommes en qui ce tempérament prédomine ont le visage plein, le teint fleuri, les lèvres fraîches et vivement colorées, des dents belles et placées avec ordre. Leurs cheveux blonds ou d'un châtain clair sont ordinairement touffus et bouclés; leurs yeux, presque toujours de couleur bleue, expriment la gaieté et le goût des plaisirs, et peut-être aussi un peu d'aimable insouciance. De l'ensemble de ces différents traits résulte une physionomie riante, une figure franche et ouverte, un air de bonheur, de contentement et de volupté.

C'est parmi les militaires qu'on trouve surtout le modèle le plus parfait du tempérament sanguin : fous des plaisirs et des combats, ne se plaisant qu'au milieu de l'agitation et du bruit, peu réfléchis, peu penseurs, mais actifs et résolus; sans souci de l'avenir, n'estimant la vie que par les plaisirs; toujours prêts à la sacrifier tout entière pour une nuit de bonheur, comme à faire sabrer une armée pour un drapeau; confiants et sans finesse, prompts à s'irriter comme à pardonner; en un mot braves et bons mais inconstants et vains, tels étaient ces vaillants colonels de l'empire que l'on pré-

senta depuis sur la scène comme des
modèles accomplis d'honneur et d'aimable folie.

Les hommes de ce tempérament n'ont
pas ordinairement de passions très-éner-
giques, ni de talents bien supérieurs ; ils
semblent nés pour la vie active mais
commune, pour penser moins que pour
sentir.

Le tempérament nerveux ou mélancolique peut en quelque sorte servir de
contraste au précédent. Autant la face du
sanguin annonce de légèreté, de franchise
et de joie ; autant celle du mélancolique
montre de profondeur et de morosité.
Chez celui-ci la peau du visage est blême,
les joues creuses, les lèvres minces et pincées, les yeux ordinairement d'une couleur grise ou foncée, les cheveux bruns
et peu fournis : son regard est spirituel
et fin, ses traits fort mobiles. L'expression générale de la physionomie des gens
nerveux est pensive et sérieuse, ou mé-

chante et rusée : c'est un composé d'intelligence et de douleur.

Ce qui distingue surtout les personnes d'un tempérament nerveux, c'est leur extrême sensibilité; tout ce que leur caractère moral a de plus manifestement distinctif résulte de cette qualité portée à l'excès.

Plus vivement émus que les autres hommes à la vue des injustices et des misères humaines, ils sont inquiets, chagrins et frondeurs. Si la nature les a doués du génie poétique, ils emploient les trésors d'une imagination inépuisable à peindre des plus sombres couleurs la destinée de l'homme; ils poursuivent d'une ironie amère les préjugés et les vices du monde, ils fustigent d'un *vers sanglant* tout ce qui froisse leur âme irascible et fière : ce sont parfois des *Gilbert,* des *Byron* ou des *Pascal.*

Ont-ils reçu le germe des grandes passions, ils en portent le développement jusqu'au plus haut degré d'exaltation et d'énergie. C'est parmi eux que se rencontrent les fanatiques de religion ou de liberté, les *Brutus*, les *Ravaillac*, les *Sand*, ou les *Cobbel*.

Cette extrême sensibilité leur rend insupportables les bienséances sociales; ils recherchent la solitude et se concentrent en eux-mêmes. Leur éloignement du monde les expose à beaucoup d'injustices, d'erreurs et de paradoxes, et presque toujours l'opinion publique les en punit. Très-rarement populaires, ils méprisent la popularité et la décrient.

Ce tempérament est celui d'un grand nombre de gens de lettres et de savants. Ceux même qui ne l'avaient pas reçu de la nature, plus tard, par une extrême contention d'esprit, par une vie sédentaire, solitaire et inactive, finissent par acquérir cette sensibilité quasi maladive qui constitue le tempérament nerveux : on devient mélancolique comme on devient malade.

C'est le tempérament le plus répandu parmi les hautes classes des peuples civilisés. Les hommes qui en sont doués paraissent destinés à la vie contemplative, et sont des penseurs. L'homme qui pense est naturellement conduit à la mélancolie; c'est à ce point que poète, philosophe et mélancolique sont des mots presque synonymes.

Le tempérament nerveux est celui de beaucoup de femmes, dans les grandes villes surtout et parmi celles qui n'ont à s'occuper que de leurs plaisirs et de leur santé, moyen sûr de conquérir des maladies et l'ennui. Mais elles n'ont en général que la délicatesse et la mobilité fantasques, caractérisant cette constitution, sans en avoir l'exaltation intellectuelle et l'énergie. Capricieuses, légères, elles se passionnent pour l'objet le plus frivole; elles rient ou elles pleurent à tout sujet et souvent sans sujet. C'est chez elles que l'on observe cette affection comme endémique des boudoirs, qui a reçu le nom de *vapeurs*, produit constant d'une ennuyeuse oisiveté, et d'une sensibilité maladive. Ne sait-on pas, en effet, que ceux pour qui le plaisir et les jouissances sont l'unique affaire de toute la vie, s'ennuient toujours, hormis dans ces rapides moments que remplissent de bruyantes distractions ; et que s'occuper sans relâche de la santé est le plus sûr moyen d'être constamment malade ou languissant ?

Le tempérament bilieux, au contraire, appartient presque exclusivement à l'homme ; c'est même cette sorte de complexion qui donne l'aspect le plus mâle et le plus vigoureux. Les traits du bilieux sont prononcés et durs, ses yeux vifs, son regard assuré, sa lèvre inférieure souvent plus avancée que la supérieure : et tout cela exprime du dédain et de la fierté. Son teint est brun ou jaunâtre, sa barbe épaisse et rude ; la peau du visage qui couvre immédiatement les os et les muscles, reproduit la forme des premiers, et laisse apercevoir tous les mouvements des autres. Presque jamais, parmi les hommes de ce tempérament, vous n'observerez de physionomie gracieuse et calme, rarement un visage ouvert et prévenant; l'expression la plus ordinaire de leur figure est l'assurance et la fermeté, quelquefois aussi la rudesse et la violence.

Quelles que soient leurs facultés morales et intellectuelles, les hommes de ce tempérament les exerceront toujours avec énergie, avec opiniâtreté. Le sanguin peut se distinguer sur le champ de bataille par une brillante valeur; tel on a vu le chevaleresque Murat chargeant à la tête de ses escadrons. Mais le bilieux affronte les dangers avec une froide intrépidité, et poursuit ses desseins avec une persévérance inébranlable : c'est le jeune Bonaparte, qui, l'œil attaché sur sa fictive étoile, s'avance d'un pas ferme jusqu'au

commandement suprême, brave bientôt
le pouvoir établi qu'il servait, humilie
des envieux impuissants; surmonte tout,
obstacles, ennemis, fatigues; après quoi
il s'empare fièrement du trône, superbe
objet de tous ses vœux, but et récompense d'une vie pleine de gloire, et le
seul piédestal digne de son génie.

Si quelques hommes paraissent nés
pour conduire leurs semblables et leur
commander, c'est surtout parmi les bilieux qu'il les faut chercher. L'homme
de ce tempérament est capable des plus
grands crimes, comme des vertus les
plus sublimes. « Je ne crains pas, disait
César, les figures brillantes et fleuries
des *Antoine* et des *Dolabella;* mais j'ai
en aversion ces faces maigres et hâves
des *Cassius* et des *Brutus :* » et l'on sait
par quels poignards ce grand homme
s'est vu frapper.

Le dernier tempérament qu'il nous
reste à examiner, le *lymphatique,* est celui

qui s'annonce sous l'apparence la plus modeste et la plus pacifique. Cette sorte de complexion peut même être regardée comme un commencement d'état maladif; du moins est-elle incompatible avec l'exercice plein et libre des fonctions vitales et intellectuelles. Ici, tous les traits dénotent une faiblesse inhérente à la constitution entière : la peau du visage est pâle et transparente, les yeux ont une couleur tendre, peu d'éclat, peu de vivacité; les lèvres sont volumineuses, surtout la supérieure; les dents, d'un blanc bleuâtre, sont irrégulièrement rangées; blonds ou châtains, les cheveux sont rares et plats, la barbe existe à peine : tous les traits sont comme empâtés ou étiolés; le regard, doux et morne, ne s'anime presque jamais; la physionomie enfin n'exprime guère que la mollesse et l'apathie.

Comment, sous l'influence d'une pareille constitution, pourrait-on déployer

quelque énergie? Tous les organes participent de la faiblesse générale : les
facultés intellectuelles et morales sont
aussi débiles que le reste; et si elles conservent encore quelque énergie, où sont
les instruments capables de les seconder?
Les hommes de ce tempérament sont
donc naturellement inactifs, lents et timides. Le moindre travail les fatigue,
l'embarras le plus insignifiant les inquiète et les tourmente; ce qu'ils ché-
rissent c'est le repos, c'est la tranquillité:
ils sont impropres à toute entreprise
grande ou hardie. L'ambition, ils l'igno-
rent ou la dédaignent : ils sont indifférents
à l'extrême; mais surtout aux idées d'ambition, aux honneurs : ils se contentent de
végéter dans la condition de fortune où
le ciel les a fait naître. Comme ils sentent leur faiblesse, et que le moindre
danger les rebute ou les effraie, ils sont
craintifs, doux et résignés; ils supportent
les maux avec patience, plutôt que de

s'en délivrer par un courageux effort.
Le repos du moment leur est plus cher
que tout un siècle de gloire, s'il la faut
acheter par quelques dures fatigues.

Quelques hommes ont reçu ce tempérament avec la vie, et le conservent jusqu'au terme d'une assez longue existence :
mais souvent il se développe accidentel-
lement chez des personnes exposées à des
influences insalubres, à des causes ma-
ladives ; ou bien chez des convalescents,
chez ceux qui ont détérioré, par des excès de toute espèce, une constitution
originairement bonne. Ce sont en particulier les gens sanguins qui fournissent
le plus d'exemples de cette transition
malheureuse d'un tempérament à l'autre,
et c'est alors surtout que l'on peut le
mieux apprécier l'influence du tempérament sur le caractère moral : tel homme
qui, avec les attributs de la complexion
sanguine, se montrait vif, actif, brave et
joyeux, devient lent, apathique, timide

et morose, alors que les excès ou la maladie l'ont réduit à l'inertie du tempérament lymphatique; et cependant les
facultés intellectuelles et morales n'ont
pu entièrement changer dans ce qu'elles
ont d'essentiel.

Le tempérament lymphatique est assez
commun parmi les femmes; chez elles il
est plus en rapport avec le caractère du
sexe et les facultés de l'esprit. Il est moins
souvent le résultat d'une détérioration, et
peut très-bien se rencontrer avec tous
les indices d'une santé parfaite. Puisque
le rôle le moins actif avait été départi à
la femme, dans le drame si compliqué de
la vie; puisque la douceur, puisque la
patience et la timidité devaient être pour
elle des qualités plus nécessaires que la
hardiesse et la force, il convenait que son
tempérament se trouvât en harmonie avec
ces dispositions morales.

On doit cependant distinguer chez la
femme deux espèces de constitutions lym-

phatiques : les traits caractéristiques de
l'une ont été décrits plus haut; ils sont
surtout bien évidents à l'époque de la vie
où la physionomie de la femme prend sa
forme et son expression définitives, et ils
n'éprouvent après cela que les changements ordinaires que l'âge amène. L'autre espèce se distingue par des phénomènes plus insolites : c'est parmi les
jeunes filles de quinze à vingt-cinq ans
que l'on observe cette sorte de tempérament lymphatique. A cet âge, et plus
souvent aux champs qu'à la ville, on
voit de grosses créatures à joues plus
que rebondies, aux mains énormes,
à la physionomie immobile et terne;
l'esprit, aussi matériel que le reste,
n'a chez elles ni grâce ni lumière, et
semble inaccessible aux impressions
des sens aussi bien qu'à la pensée.
Mais laissez venir l'amour! attendez
quelques mois de mariage ou de ga-
lanterie! laissez agir l'espérance et ré-

gner un peu le bonheur! et bientôt vous
chercherez vainement, sur ces figures,
l'air ébahi de la sottise, le teint plombé
de l'inertie; vous n'y voyez plus que lis
et roses : devinez d'où vient ce changement? Cette intéressante révolution, le
bon La Fontaine et Favart en ont fait
l'histoire; mais j'aime mieux en suivre
les diverses phases dans le joli roman de
M. Fiévée, *La dot de Suzette.*

Si l'homme d'un tempérament sanguin paraît né pour le plaisir et l'incon-
stance, pour la vie active et aventureuse;
si l'homme nerveux est plus particuliè-
rement appelé à briller par son esprit,
à tenir le premier rang dans les sciences
et dans les arts; si les vertus éclatantes
ou les grands crimes, si l'ambition et le
pouvoir sont réservés à l'homme d'une
complexion bilieuse, la part du lymphatique a été moins heureuse et moins brillante; il paraît né pour le repos et la
soumission , et peut-être aussi pour la

douleur : servir et souffrir, telle est sa destinée.

Dans cet examen des tempéraments et de leur physionomie caractéristique, nous n'avons parlé que de ceux qui sont le mieux dessinés, de ceux qui se distinguent par des traits bien marqués, et des couleurs vives et prononcées. Ce sont là les quatre types principaux de la complexion humaine; mais, en réalité, il est fort rare qu'ils se prononcent aussi nettement que nous venons de le dire.

Ils ne sont presque jamais séparés par un aussi grand intervalle, leurs formes et nuances s'associent et se combinent de mille manières; et il en résulte une foule de tempéraments mixtes qui participent des avantages et des inconvénients des quatre tempéraments, plus fictifs que réels, que nous venons de décrire : les physionomies et les caractères qui en résultent offrent de même mille nuances diversifiées.

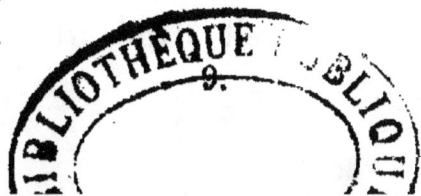

PHYSIONOMIE ET CARACTÈRE DU BILIEUX.

Le bilieux a le teint hâve, la peau olivâtre, sèche et rugueuse ; ses traits sont
expressifs, ses yeux bruns, ardents, et
souvent enfoncés : il en jaillit des regards
éclatants ou de sombres éclairs. Le nez
du bilieux est fréquemment aquilin, ses
lèvres sont minces et pincées ; l'oreille
est bien située, bien découpée, et le lobule a peu d'épaisseur. Ses cheveux sont
noirs ou brunâtres, gros et rudes, souvent
hérissés ; la barbe est dure et épaisse, et
voilà même d'où vient le proverbe : *Vir
pilosus, aut fortis, aut libidinosus ;* car
les bilieux sont doués d'une force remarquable, et leurs passions ont une grande
énergie. Ordinairement pourvus de peu
d'embonpoint, leurs veines superficielles
sont fort apparentes, leurs muscles nettement dessinés; et leurs formes anguleuses,
plutôt athlétiques que belles, s'adaptent

moins à Antoine qu'à Brutus, mieux à Démosthènes qu'à Alcibiade. Les os des bilieux laissent apparaître sous la peau leurs vives arêtes et leurs apophyses, de même qu'on rencontre de nombreuses aspérités dans un sol tourmenté par des volcans.

Nos meilleurs peintres et nos sculpteurs n'ont pas toujours su assortir ces caractères des tempéraments, et telle est la source de ces légers défauts qui frappent aussitôt l'homme de goût dans des compositions d'ailleurs irréprochables à ses yeux. L'acteur aussi doit savoir que l'attitude d'un bilieux, comme Marius, comme Néron ou Cromwell, est tantôt celle d'une sombre et tranquille méditation, tantôt celle de l'emportement : sa voix est dure et sourde, quoique puissante; sa parole, brève et saccadée, est souvent paresseuse. Enfin toutes les impressions des bilieux sont tellement caractéristiques, que l'étude seule ne suffirait pas pour les imiter; il faut être né, pour les reproduire, avec cette constitution physique que la nature leur associe. Talma, tout admirable qu'il était, ne produisait une entière illusion que dans les rôles assortis à son tempérament : Néron, Sylla, Joad, Manlius et Tibère étaient tous bilieux comme lui.

Mais les artistes ne sont pas les seuls à qui puisse profiter une pareille étude ; le médecin et le moraliste y puisent surtout d'utiles enseignements.

Le tempérament bilieux est presque toujours une disposition native, c'est un héritage transmissible : le bilieux naît ordinairement de l'union de deux bilieux ; ou bien l'un des auteurs est sanguin, l'autre mélancolique. Le lait des nourrices a aussi beaucoup d'influence sur le tempérament. Il est bien de donner des nourrices brunes aux cheveux noirs, aux enfants presque tous lymphatiques ou scrofuleux des Parisiens ; mais quand il arrive que les parents sont forts et bilieux, et que l'enfant paraît bien constitué, il ne faudrait pas alors préférer une nourrice brune à celle qui serait à la fois blonde et saine. Le ciel, l'air, le climat, les aliments, les premières impressions, la saison même où l'enfant naît, toutes ces choses ont de l'influence sur le tempérament : naître durant les vives chaleurs de l'été est une circonstance propice au développement du tempérament bilieux.

Rien ne forme ce tempérament, rien ne l'exaspère autant que les climats méridionaux ; on le voit prédominer chez les Espagnols, chez les Orientaux, les Brésiliens, etc.

Or, si l'ardeur du soleil exaspère à ce point les dispositions bilieuses, on ne saurait trop approuver le régime des juifs et des musulmans : les préceptes restrictifs de Moïse et de Mahomet me paraissent d'une grande sagesse.

Le tempérament dont nous parlons est plus familier aux hommes qu'aux femmes.

Pour des centaines d'hommes célèbres
dont l'histoire se rattache à cette espèce
d'organisation, on citerait à peine quelques femmes remarquables si ce n'est
dans le midi de l'Europe. Madame de
Staël et Catherine II figureraient peut-être
parmi ces exceptions rares dans les climats
tempérés ou septentrionaux. Au reste,
quand nous parlons du nombre propor-
tionnel des bilieux, nous faisons abstraction des peuples situés hors de l'Europe.
Comme nous manquons de renseignements et d'habitude pour les bien juger,
les nègres et les cuivrés nous paraissent
tous du même tempérament, et d'un
tempérament fort analogue à celui dont
nous faisons l'histoire. Ce tempérament,
ainsi que ses caractères moraux, est presque imperceptible aux deux extrémités
de la vie ; il ne commence à se bien des-
siner que vers la puberté, à l'aurore des
passions, et les vieillards n'en conservent pour toute empreinte que les infir-

mités. Les personnes ainsi constituées
n'ont à redouter que la seconde jeunesse
et l'âge mûr ; les limites de ce dernier
âge une fois franchies, les bilieux peuvent
vivre long-temps, et l'on en voit beaucoup
qui parviennent à l'extrême vieillesse.
Leur jeunesse n'a ordinairement qu'une
courte durée : hâtive est leur maturité ;
mais les progrès de l'âge sont ensuite
moins sensibles. L'embonpoint chez les
bilieux avancés en âge est d'un mauvais
augure, il est presque toujours suivi de
maladies dangereuses.

Les bilieux ont ordinairement plus de
jugement que de mémoire, plus de raison
que d'esprit, plus de force que d'agré-
ment ; il est dans leur nature de réfléchir
et de méditer, mais toute pensée qui veut
de l'action a des droits à leur préférence :
toute théorie chez eux doit nécessairement conduire à quelque projet ; les entreprises leur réussissent mieux que les
découvertes. Ce n'est ni la profondeur ni

la persévérance qui leur manquent; mais il agissent trop pour inventer.

Le bilieux veut avec fermeté, avec suite et constance; la discrétion lui est naturelle, et la dissimulation facile : la couleur basanée de la peau est d'ailleurs un voile propice. L'hypocrisie serait donc aisée aux bilieux, si leur fierté pouvait descendre à d'indignes stratagèmes ou supercheries.

Nonobstant tant de qualités solides, la destinée des bilieux est souvent incertaine, leur existence pleine d'orages et de vicissitudes : ils sont rarement heureux. Les rivaux les craignent, la société redoute leurs dispositions dominatrices, chacun les écarte, de sorte que leur jeunesse s'use souvent à la vaine poursuite d'une position sortable. C'est qu'aussi beaucoup d'entre eux ont un physique dur et disgracieux, une élocution brusque et sans charme, et généralement trop de dédain pour cette politesse minutieuse et pour toutes ces conventions imperceptibles comme l'air, mais aussi indispensables que lui à quiconque veut parvenir. L'homme bilieux paraît peu ouvert, peu bienveillant, et on le croit difficile à vivre : il ne sait ni montrer ni inspirer beaucoup de confiance, et cela même le rend difficile à classer, tout patronage lui est insupportable. Tenant donc moins encore à dominer qu'à n'avoir point de maître, le bilieux, s'il n'a ni liens ni possessions, va fréquemment se réfugier dans les capitales, soit qu'il aille y grossir la foule innombrable des artistes indépendants, soit qu'il y vienne recruter ceux qui éclairent, qui créent ou qui dénaturent l'opinion, soit qu'il brigue les faveurs du gouvernement établi ou qu'il en médite le renversement. Ce sont les bilieux qui font les révolutions ou qui les préparent; ils sont toujours en majorité dans ce qu'on nomme *opposition*, et tout gouvernement

qui redoute les hostilités dangereuses doit
les choisir pour auxiliaires. Il y aurait à
cela double avantage, car leur grande
aptitude pour les affaires rend précieux
leur concours.

Le bilieux lui-même a besoin du concours d'autrui : son activité veut être se-
condée et servie avec un dévouement qui
ressemble à de l'abnégation ; son âme
ardente veut pour plusieurs ; il lui faut
en conséquence des instruments dociles.

Vous ne verrez jamais le bilieux porter
dans l'amitié cette douce égalité qui en
fait le charme. Il prendra donc pour amis
des hommes sanguins ou pituiteux, qui
trouveront un appui dans sa force, en
retour de leur soumission à sa volonté :
ce sera une association, un échange,
plutôt qu'une réciprocité. Pylade sera
l'ami d'Oreste, Jonathas celui de David,
Clitus conviendra à Alexandre, Atticus à
Cicéron, Thiriot à Voltaire, et Berthier
à Napoléon.

Jamais vous ne verrez deux bilieux rester long-temps unis uniquement par l'amitié. L'amitié parfaite veut de l'épanchement et un dévouement réciproque ; et le bilieux se doit tout à lui-même et à ses projets d'avenir. Si donc vous voyez régner une grande intimité entre deux hommes de ce tempérament, augurez-en qu'ils ne sont unis que pour projeter en commun, que pour agir de concert ; l'événement rompra ce bon accord.

Mais si le bilieux ne sait pas aimer d'amitié, il porte souvent l'amour jusqu'à l'idolâtrie, et son inimitié ressemble à de la haine. Offensé, en amour, de toute apparence d'hésitation ou de partage, son cœur est enclin à la jalousie, et, quand il l'éprouve, c'est à la manière d'Orosmane ou d'Othello. D'autres jouent pour se distraire, gagnent ou perdent sans en être émus, quittent le plaisir ou le recherchent d'un air d'indifférence ; mais le bilieux porte dans ses goûts, comme

dans ses actions, la violence de son âme.
S'il écrit, ses pages sont brûlantes et
profondément pensées, son style plein
d'énergie : il dédaigne les pensées indé-
cises comme les caractères équivoques.
Si le bonheur était proportionné au sentiment et au vouloir, le sort des bilieux
serait digne d'envie.

CHAPITRE VIII.

DE LA PHYSIONOMIE SELON LES PASSIONS ET LE CARACTÈRE.

Nous venons de montrer par quels caractères généraux et d'ensemble la physionomie humaine permet de distinguer les peuples entre eux, selon les pays qu'ils habitent, de même que les hommes du même pays, les uns des autres, selon leur âge, leur éducation, leur tempérament, et même selon leur position sociale.

Les caractères physionomiques par lesquels un homme diffère essentiellement d'un autre homme sont bien plus fugaces, plus difficiles à reconnaître et à retenir. Nous mettons souvent plus d'instinct et plus de vague habitude dans de pareilles appréciations que nous n'y appor-

10.

tons de jugement et de véritable raison.

Le vulgaire se flatte de connaître les hommes uniquement d'après la physionomie : mais cette étude, tout à fait instinctive et machinale entre ses mains, le conduit à des erreurs sans nombre, et qui ont de grandes conséquences, quant au bonheur.

Mais nous l'avons déjà dit : heureusement il existe une sorte de science de la physionomie ; on possède certains principes généraux et avérés à l'aide desquels on peut juger des passions et du caractère d'après l'expression de la figure. C'est dans ce but que les médecins et les philosophes étudient les physionomies.

Les peintres, les statuaires, les poètes et les acteurs ont un but contraire : je veux dire qu'ils créent ou restituent des physionomies d'après l'idée qu'ils se sont faite des traits expressifs d'un personnage réel ou imaginaire. C'est tou-

jours la même science ayant un autre objet et des destinations différentes : le
philosophe et le physiologiste étudient la
nature et interprètent ses phénomènes ;
les artistes l'étudient également, mais
pour l'imiter en l'embellissant.

Le physiologiste lit sur la figure de
Brutus, presque aussi bien que dans ses
actions, sa haine des rois et de la tyrannie, son farouche amour pour la liberté
de Rome et du monde. Le statuaire éter-
nise les traits de Brutus, l'historien ses
actions ; et, plus de vingt siècles après,
actions et physionomie de Brutus nous paraissent d'accord ; plus de vingt siècles
après, le poète tragique fait parler Brutus
d'après ses traits, immortalisés par le pinceau du peintre ou le ciseau du statuaire ; plus de vingt siècles après, David
ou Talma, le peintre comme l'acteur, re-
produisent la grande figure de Brutus
d'après les récits des historiens.

Vous voyez donc qu'il existe une

science de la physionomie, une concor-
dance réelle entre les pensées et les actions d'un personnage, et l'expression
saisissable de sa figure.

Dans les détails qui vont suivre, nous
devrons mettre presque également à con-
tribution le système de Gall et celui de
Lavater, lesquels ont divisé la tête humaine comme en deux états ayant les
sourcils pour frontières, et où chacun
d'eux règne en souverain.

CHAPITRE IX.

Il est essentiel de diviser la figure humaine en deux parties distinctes, ayant, comme je l'ai dit, les sourcils pour limites communes. Le front, à lui seul, compose la première, tandis que la deuxième s'étend depuis les sourcils jusqu'au menton. Outre la commodité et la convenance d'une pareille division, il est aisé d'en pressentir l'importance. Le haut de la face, tout au plus marqué de quelques rides et presque entièrement immobile, dénote spécialement l'étendue du cerveau et peut servir à préjuger la puissance de l'intellect ; tandis que le reste de la figure, perpétuellement variable selon l'état de l'âme, témoigne surtout des passions et des tendances les plus habituelles du caractère. Un disciple de Lavater devrait donc concentrer son attention et ses regards sur cette portion mobile de la figure dont les yeux et les lèvres composent les traits les plus significatifs : car, où serait la physionomie si elle n'était là ? mais un partisan de Gall, un phrénologiste convaincu, ne devrait tenir compte que du front quant à ce qui concerne la figure. Uniquement occupé à mesurer le volume du front, ses saillies, ses contours, ses protubérances, c'est d'après toutes ces choses qu'il devrait supputer l'étendue du cerveau, ce docile instrument de l'esprit. Remarquez néanmoins qu'il est bien rare et presque impossible qu'un pareil examen soit exclusif : disciple de Lavater et adepte de Gall empiètent réciproquement l'un sur l'autre. S'il est difficile que le physionomiste fasse complétement

abstraction du volume du front et de la
conformation du crâne, comment vou-
lez-vous que le crânologue, à son tour,
ne se laisse pas influencer par les rides
de la figure, par l'éclat du regard, par des
traits tourmentés ou par un ingénieux
sourire ? Aussi, est-ce là le reproche que
j'adressais à 'l'illustre Gall quelque
temps encore avant sa mort. « Vous tri-
chez, lui disais-je : pour augurer de l'aptitude d'un individu qui avec émotion
vient·solliciter de vous son horoscope, assurément vous êtes trop sage et trop fin
pour vous borner à l'examen de son
crâne; sans le dire, ou peut-être même
à votre insu, avant d'inspecter ce crâne,
ce réceptacle du cerveau, ce domicile de
l'esprit, vous écoutez certainement aux
portes, et jetez un regard curieux aux fe-
nêtres transparentes de l'âme : vous tirez
parti des indiscrétions de la physionomie;
je suis persuadé que vous y voyez tantôt
l'empreinte des passions, tantôt le ca-

chet des vices, ou de précieuses traces
de vertus. » M. Gall ne voulut point en
convenir; mais quand je vins à lui pro-
poser de tâter un crâne dans l'obscurité
et sans voir les mains, ni le corps, ni la
figure, il me fit alors de grandes concessions que j'ai eu soin de consigner dans
les *Lettres à Camille, sur la physiologie.*
Comment aurait-il pu nier l'utilité de
l'examen total de la figure et du corps,
lui qui, depuis long-temps, avait eu la
franchise d'avouer que chaque penchant,
chaque caractère, a son attitude, sa pose
significative et sa mimique? Non-seulement notre philosophe tenait compte de
la contenance et des gestes, mais, comme
Lavater et comme tous les hommes, il
augurait aussi d'un individu d'après sa
mise, ses ajustements, ses procédés, d'a-
près son langage, son accent, son style,
et même d'après son écriture.

CHAPITRE X.

ESQUISSE DU SYSTÈME DE GALL, CONSIDÉRÉ DANS SES
RAPPORTS AVEC L'ART DU PHYSIONOMISTE.

Il y a peu d'années encore les physionomistes examinaient le front uniquement
comme faisant partie de la face, et ils l'é-
tudiaient comme le reste de la figure :
s'attachant tout simplement à décrire les
surfaces, les rides et les enfoncements,
ils ne se doutaient guère de l'importance
que doit avoir l'examen du front, en conséquence des connexions du cerveau avec
l'os frontal. On s'en tenait donc, pour
cette partie de la figure comme pour
tout le reste, aux vagues appréciations
de Lavater ; seulement on voyait bien
que Lavater n'avait rien dit de signi-

11

ficatif, rien de raisonnable, quant au front.

Gall aperçut cette grande lacune dans un système alors fort célèbre ; et c'est au soin scrupuleux qu'il a mis à la combler que nous sommes surtout redevables de sa doctrine, si admirable jusqu'en ses erreurs.

M. Gall a découvert que le front dénote surtout, par son volume, par ses dépressions et ses proéminences, quel est le caractère et le degré des facultés intellectuelles, quelles sont les aptitudes spéciales de l'esprit.

Cette découverte a eu trop d'influence sur l'art de la physionomie pour que nous ne l'examinions pas ici avec quelque développement. Ce qui nous engage surtout à exposer au moins sommairement la doctrine de M. Gall, c'est qu'elle n'a été connue dans le monde que d'une manière fausse ou incomplète : on a cherché à la dénaturer et à la tourner en ridicule avant de l'avoir bien comprise, et souvent même sans avoir pris soin de l'étudier, sans la connaître.

Tout le monde a entendu parler du système de Gall, des recherches de Gall sur le crâne, de la manière dont il tâtait, dont il examinait les têtes humaines, dans le but de pressentir les facultés et les penchants; on sait qu'il a consacré sa vie à cette étude, et qu'il lui a dû une très-grande célébrité. On n'ignore pas que ses élèves continuent à enseigner et à propager sa doctrine, qu'ils visitent les maisons d'aliénés et parcourent les bagnes afin d'étudier et de mouler des têtes de criminels et de fous : mais, excepté ceux qui, par état ou par goût, se sont occupés sérieusement de cet intéressant objet, on n'en connaît guère dans le monde que le côté plaisant. Le nom de Gall réveille tout simplement les idées de *protubérances* et de *bosses*, et presque de charlatanisme; et cependant la mémoire de ce philosophe devrait être honorée comme celle du génie peut-être le plus original de notre siècle, de celui qui a mis sur la véritable voie de la connaissance de l'homme, et dont les découvertes amèneront tôt ou tard une révolution importante dans la physiologie psychologique.

Voici, je crois, ce qui a fait méconnaître l'importance des travaux de Gall, et ce qui les a fait considérer sous un point de vue frivole ou ridicule. On a cru, dans le monde, que Gall et ses disciples n'examinaient que l'extérieur de la tête, que les os du crâne étaient tout ce qu'ils voyaient, et que, d'après les bosses et les enfoncements de ces os, ils devinaient les facultés et les penchants, à peu près comme Lavater jugeait du caractère d'après la longueur du nez ou la grandeur de la bouche.

Je n'ai pas besoin de dire que cette erreur n'a jamais été partagée par ceux qui

avaient la plus légère teinture des sciences naturelles. Je sais bien d'ailleurs
qu'elle n'a pas long-temps subsisté parmi
les personnes du monde un peu éclairées ;
mais il est certain qu'elle existe encore
dans toute sa force pour cette portion du
public qui adopte sans examen des opinions toutes faites. Il est donc nécessaire
de signaler cette erreur et d'essayer de la
détruire : pour cela, nous devons entrer
dans quelques détails anatomiques et physiologiques.

On sait depuis long-temps que le cerveau est l'organe, l'instrument visible de
l'intelligence, que les facultés de l'esprit
ne peuvent s'exercer sans lui. On savait
aussi que la force et l'étendue de l'intelligence paraissent proportionnées au
volume et à la complication du cerveau.
On voyait bien que, chez les animaux les
plus simples, le cerveau n'existe pas ;
qu'il apparaît ensuite dans des êtres plus
parfaits ; qu'il s'agrandit et se complique

11.

à mesure que l'on remonte l'échelle des êtres animés, depuis les plus simples jusqu'à l'homme, chez lequel il a atteint son plus grand volume (si l'on excepte l'éléphant) et sa plus grande complexité. Il était facile de voir que les facultés intellectuelles ou les propensions instinctives suivaient la même progression, qu'elles grandissaient et se multipliaient avec le cerveau. Les recherches de Gall confirmèrent ces vérités : mais il en inféra d'autres prévisions encore, d'autres conséquences inaperçues avant lui ; et c'est là ce qui constitue fondamentalement le système qui lui est personnel.

Non-seulement il reconnut que l'ensemble du cerveau est l'organe de l'intelligence, mais il annonça de plus que chaque partie du cerveau préside à une faculté particulière et différente.

En conséquence de ce principe, il divisa le cerveau en autant de compartiments qu'il y a de facultés et de penchants; je veux dire qu'il établit la pluralité des organes intellectuels et moraux.

M. Gall cependant a fait plus encore : il a cherché à connaître, par la surface du crâne et sur l'homme vivant, la forme approximative du cerveau. On sait que cet organe est enfermé dans le crâne comme dans une boîte close : les os qui le couvrent et le protègent ne sont séparés de lui par aucun intervalle; ils en suivent exactement tous les contours, en remplissent toutes les excavations et en dessinent toutes les sinuosités. En voyant et en touchant la tête à l'extérieur, c'est donc comme si l'on voyait, comme si l'on touchait le cerveau à travers une enveloppe de deux lignes environ d'épaisseur.

Cette exploration n'est cependant pas aussi facile et aussi sûre qu'on pourrait le penser au premier abord. L'épaisseur variable des os du crâne, la situation profonde de toute la partie inférieure du cerveau, cachée par les os de la face, et plusieurs autres causes encore, apportent de véritables obstacles à la *cránioscopie* et lui ôtent une partie de sa certitude. Mais, qu'importe à notre objet actuel! ce que nous voulons établir et que chacun comprendra sans peine d'après ce qui précède, c'est que les disciples de Gall n'ont pour but, en examinant la surface du crâne, que de reconnaître par lui la configuration et le volume du cerveau.

Il ne faut pourtant pas s'attendre à trouver constamment sur le crâne des protubérances saillantes et de véritables *bosses :* tout ce qu'on peut observer, c'est une différence de forme, appréciable seulement par la comparaison d'un plus grand nombre de têtes; c'est un développement un peu plus ou un peu moins considérable de chacune des régions du crâne.

Ces différences ne peuvent être appréciées qu'à l'aide d'un examen très-attentif, joint à une grande habitude d'observer.

Cet examen du crâne est surtout difficile pour les parties couvertes de cheveux.

Au reste, voici quelques notes historiques qui faciliteront la compréhension du système de Gall, dont l'étroitesse de notre cadre nous fait un devoir de restreindre l'exposition.

§ Ier. Le premier écrit qu'ait publié Gall sur son système porte la date de 1798 : il avait alors quarante ans. Dans une sorte d'épître enjouée et spirituelle, il exposa au baron de Retzer le plan du prodrome qu'il venait alors de terminer au sujet *des fonctions du cerveau de l'homme et des animaux*. Déjà Camper, déjà Sœmmerring et Blümenbach avaient classifié des collections de crânes d'après leur volume, d'après leur configuration et d'après leur étendue comparée avec l'aire de la face, c'est-à-dire d'après ce que Camper appelait l'*angle facial;* mais aucun de ces savants n'avait cherché, comme Gall, à cantonner dans une portion délimitée du cerveau, représentée par une certaine région du crâne, chaque faculté intellectuelle et chaque penchant. Le docteur Spurzheim, alors âgé de vingt-deux ans et plus jeune que Gall de dix-huit ans environ, ne suivit son cours que deux années plus tard, en 1800. Il est par conséquent hors de doute que Gall est le premier et le seul inventeur du système qui, bien malgré lui, porte aujourd'hui le nom de *phrénologie*. Gall n'a jamais voulu d'autre dénomination que celle de philosophe ou de *physiologiste*, et jamais il n'a désigné son système sous un autre titre que celui-ci : *Physiologie du cerveau.* « J'apprends, disait-il à Retzer, que messieurs les savants ont prétendu baptiser l'enfant avant sa naissance : tant pis pour eux. Ils me nomment *crânioscope* ou *crânologiste*, et la science que je fonde, *crânologie* ou *crânioscopie*; mais, outre que tous les mots savants me déplaisent mortellement, vous remarquerez que ce n'est

point le titre qui convient à mon métier
et qui le désigne réellement. L'objet de
mes recherches est le cerveau ; je ne
m'occupe du crâne que parce qu'il porte
l'empreinte fidèle de la configuration du
cerveau : ce n'est là, par conséquent,
qu'un objet accessoire dans mes études,
et non le principal. Le nom de *crânioscope*, qu'on m'attribue, est donc aussi dé-
fectueux que le serait le titre de *faiseur
de rimes*, pour désigner un vrai poète. »

§ II. « Mon but véritable, a toujours
dit Gall, est de déterminer les fonctions du
cerveau en général, et celles de ses divers
compartiments en particulier. J'ai voulu
prouver que l'on peut reconnaître *différentes* dispositions (il se garde bien de
dire *toutes*), différentes inclinations au
moyen des protubérances ou des dépressions qui se trouvent sur la tête ou sur
le crâne ; j'ai cherché à présenter d'une
manière claire les vérités et les conséquences qui découlent d'une semblable

étude, non-seulement pour l'art médical,
mais pour la morale, pour l'éducation,
pour la législation, etc.; enfin pour
la connaissance plus approfondie de
l'homme. »

§ III. Pour remplir son objet, Gall s'oc-
cupa long-temps de colliger des bustes,
des portraits et des médailles; de faire collection de crânes recueillis dans toutes les
nations et toutes les sphères, principalement parmi ceux qui s'étaient fait remarquer par quelques grandes qualités, ou
par des crimes ou des folies; il réunit également un grand nombre de crânes d'animaux, en même temps qu'il observait
leurs instincts, ce que personne avant lui
n'avait fait avec un zèle pareil, ni avec le
même succès. Mais il rencontra beaucoup
d'obstacles et de dégoûts. A Vienne, les
beaux esprits et les dévots ameutèrent
contre lui tous les préjugés. On lui re-
fusait jusqu'aux crânes de singes et de
perroquets, tant son système inspirait

d'éloignement et de répugnance. Le public allemand se montrait alors si timoré, si scrupuleux, qu'un bibliothécaire de l'empereur d'Autriche, le vieux et savant Denys, fit insérer dans son testament la clause expresse que son crâne ne figurerait point, après sa mort, dans les collections du docteur Gall. Heureusement notre philosophe n'avait nul besoin d'une pareille tête pour découvrir le siége de la fermeté ou du génie. Heureusement aussi le préfet de police de Vienne, le comte de Saurau, qui depuis fut ambassadeur à Florence, favorisa les recherches de Gall par tous les moyens que son importante magistrature mettait à sa disposition personnelle. Aussi Gall a-t-il voué une reconnaissance éternelle à ce personnage, à qui l'un de ses ouvrages fut dédié. Jérémie Bentham et Dupuytren, à l'encontre du vieux Denys, ont légué leur corps aux anatomistes, mais ce sont là des exemples dont la contagion n'est pas à craindre.

§ IV. Nous venons de voir que Gall
ne se flattait d'abord d'avoir découvert
qu'une partie des organes représentant
certaines facultés et certains penchants.
Il se trouvait encore, disait-il, trop peu
avancé pour désigner sans erreur les organes particuliers de l'*esprit pénétrant*,
de l'*esprit de profondeur*, de l'*imagination*
ou de son principe, non plus que des
principales espèces de *jugement*. Mais les
recherches subséquentes de Gall et surtout la hardiesse de Spurzheim ont, depuis, comblé toutes ces lacunes. Il est
vrai que plus d'une erreur a pris rang
parmi les vérités ; mais enfin, bien ou mal,
toutes les cases sont maintenant remplies.

§ V. Suivant Gall, toutes les facultés,
tous les penchants sont innés dans
l'homme de même que dans les animaux.
Mais, objecta-t-on à Gall, vous êtes donc
fataliste ? que devient alors la liberté morale ? où sera le mérite des vertus, et
pourquoi châtierait-on le crime ? fatale-

ment maîtrisés par nos organes natifs et nos penchants innés, nous devenons ainsi de dociles esclaves, sans pouvoir sur nos actions, dès lors sans blâme et sans mérite, et qu'il serait absurde de punir, injuste de récompenser.

A cela Gall répondait : « Ceux qui veulent se persuader que nos qualités, bonnes ou mauvaises, ne sont pas innées, font dériver nos facultés de l'éducation. Mais n'est-ce pas agir passivement dans tous les cas, soit que nous ayions été formés d'une certaine manière avec des qualités innées, soit que nos qualités résultent de l'éducation? remarquez donc que ceux qui objectent le fatalisme des actions confondent les idées de facultés, de penchants ou de propensions, avec la manière d'agir en elle-même ! Je vous déclare que, même les animaux, ne sont pas absolument maîtrisés par leurs dispositions et leurs penchants. Quelque puissant que soit l'instinct qui porte le

chien à chasser et le chat à prendre les
souris, des punitions réitérées empêchent
néanmoins la manifestation de tels instincts. Mais l'homme! l'homme possède,
outre les qualités animales, outre la sensibilité et la réminiscence des douleurs
en de certaines conjonctures, non-seulement l'éducabilité la plus étendue, mais
le précieux don de la parole, deux sour-
ces inépuisables de connaissances et d'actif vouloir. Il a le sentiment de la vérité
et de l'erreur, du juste et de l'injuste;
il a la conscience d'un être indépendant
et supérieur : le passé et l'avenir, lui qui
sait et qui espère, influent toujours puissamment sur ses déterminations, outre
qu'il est doué d'une conscience toujours
éveillée et d'un vif sentiment de moralité.
Voyez donc si, armé et doué de la sorte,
l'homme peut combattre ses penchants,
s'il est libre de les maîtriser! il est vrai
que ces mêmes penchants ont des attraits
qui exposent la volonté à de perpétuelles

indécisions ; mais aussi n'avons-nous pas
assez d'auxiliaires pour les vaincre ? Est-
ce la volupté qui nous attire ? dangereuse
sans doute est la séduction : mais les
bonnes mœurs et le respect humain,
mais l'amour conjugal et la fidélité à de
saintes promesses, mais le soin de la
santé, la décence sociale, les menaces
de la conscience et les enseignements de
la religion, voilà nos préservatifs et nos
soutiens, et grâce à eux nous résistons à
la volupté ! N'est-ce pas du succès possible de pareilles luttes contre les penchants
les plus despotiques que dérivent la
vertu et le vice et la responsabilité des
actions ? que serait donc l'abnégation de
soi-même, cette vertu tant préconisée,
si elle ne supposait pas des combats et
des sacrifices ! Aussi, ajoutait Gall, plus
on multipliera les préservatifs, plus on
les rendra énergiques et efficaces, et plus
l'homme verra s'accroître sa liberté morale et son libre arbitre : plus les pen-

12.

chants intérieurs seront violents, et plus les préservatifs devront être puissants. De là résulte, pour chacun de nous, la nécessité de la connaissance plus parfaite de l'homme et de ses passions, de la théorie de ses penchants originaires et de ses facultés, la nécessité de l'éducation, des bonnes lois, de la juste pondération des peines et des récompenses, et l'utilité surtout des croyances religieuses.

» Mais aussi, poursuivait Gall, toute responsabilité cesse, même d'après la doctrine des plus sévères théologiens, si l'homme, ou n'est pas du tout excité, ou ne peut absolument résister à une trop violente excitation. Est-ce qu'elle est de quelque prix la continence de ces eunuques qui sortent pour ainsi dire mutilés du corps de leurs mères? Rush cite l'exemple d'une femme qui, quoique douée de la plupart des vertus morales, ne pouvait résister au penchant à voler : est-ce que cette malheureuse

était coupable? Bien que nous ayons le
droit d'empêcher de tels êtres de nous
nuire, on conviendra que toute punition
exercée sur eux ne serait pas moins injuste qu'inutile ; ils ne méritent en effet
que notre compassion. » Voilà ce que
répondait notre philosophe aux esprits
scrupuleux et aux adversaires qui le har-
celaient d'objections et de critiques.

§ VI. Gall affirme que les facultés et
les penchants ont leur siége et leur principe au cerveau. La preuve de cela, selon
lui, c'est que les facultés sont proportionnées au volume du cerveau ; c'est
qu'en outre les altérations du cerveau
introduisent un trouble manifeste dans
l'entendement. Notre philosophe tire ses
preuves des maladies, des âges et principalement de la complication graduelle
des nerfs et du cerveau des divers animaux, depuis les vers jusqu'à l'homme,
progrès qui lui paraît proportionné avec
celui des facultés de ces mêmes êtres.

Seulement Gall observe que le cerveau de l'homme est plus volumineux que celui d'aucun animal, proposition fausse quant à l'éléphant. Il affirme aussi que le cerveau n'est point nécessaire à la vie, ce qui est une erreur manifeste, non seulement à l'égard de l'homme, mais pour la plupart des animaux vertébrés.

§ VII. Non-seulement les facultés intellectuelles sont distinctes et indépendantes des penchants, mais les facultés entre elles et les penchants entre eux sont entièrement distincts et indépendants : ils ont par conséquent leur siége respectif dans des régions du cerveau distinctes et indépendantes entre elles. A l'appui de cette proposition singulière, Gall fait remarquer qu'on peut faire agir séparément et alternativement plusieurs facultés de l'âme et de l'esprit ; l'une agit tandis que l'autre se repose, après s'être fatiguée. Gall ajoute que les facultés et les penchants sont rarement proportion-

nés entre eux, un grand talent spécial
coïncidant souvent avec une intelligence
médiocre; preuve manifeste, suivant lui,
de l'indépendance et de la délimitation
des diverses facultés. Il est des penchants
qui apparaissent quelquefois isolément
en de certaines espèces d'animaux,
quelquefois même en des âges différents,
sans compter que certaines altérations du
cerveau qui endommagent ou compromet-
tent une ou plusieurs facultés, laissent les
autres aptitudes parfaitement intactes.

§ VIII. Le développement insolite de
certains organes spéciaux imprime au
cerveau ou au crâne une configuration
particulière et facilement reconnaissable.
C'est ainsi que le crâne d'un carnivore
diffère sensiblement du crâne d'un her-
bivore.

§ IX. Les facultés intellectuelles et
les aptitudes diverses sont proportionnées au volume et à l'activité des organes qui les représentent. C'était surtout

à cette occasion que Gall se complaisait
à passer en revue tout le règne animal,
en commençant par les plus simples des
êtres. Depuis Gall, ses élèves ont admis
que l'activité des organes et des facultés
est de même influencée par l'âge, le sexe,
l'éducation, la taille, par le tempérament, par la nourriture, etc. ; à conditions égales, les facultés sont plus actives
chez les jeunes gens, plus actives dans
l'homme que chez la femme, plus dans
les petites tailles que dans les grandes,
plus chez les bilieux et les nerveux que
chez les lymphatiques, plus enfin chez
ceux qui se nourrissent de viande, etc.
Il est vrai que de telles concessions
nous éloignent déjà beaucoup du sujet
primitif des protubérances.

§ X. Gall et Spurzheim ont souvent constaté la coïncidence de facultés spéciales
très-développées avec une proéminence
très-prononcée d'une certaine portion du
crâne, proéminence qui elle-même résul-

tait d'une saillie correspondante du cerveau; et c'est même ainsi que le docteur Gall a cru découvrir le siége respectif des facultés et des penchants.

§ XI. Avec l'âge le cerveau s'affaisse, et son volume diminue, de même que les facultés intellectuelles perdent de leur énergie; et comme le crâne est toujours exactement moulé sur le cerveau, toujours précisément adapté et accolé à [sa surface, ce crâne lui-même se rétrécit à mesure que le cerveau décline. Cependant, le crâne osseux est trop solide et trop immobile pour suivre dans sa totalité le cerveau plus affaissé du vieillard; mais ses deux lames osseuses se disjoignent alors et s'écartent l'une de l'autre, laissant entre elles un intervalle de plus en plus grand. C'est là une des admirables harmonies de la nature; et cette circonstance, d'où le système de Gall tire de nouvelles preuves, rend en revanche plus difficiles et plus fautives les applications de ce système, puisqu'alors l'extérieur du crâne n'offre plus l'image fidèle de la configuration et du volume du cerveau. Feu Desmoulins, naturaliste d'une grande expérience, lut à l'Institut, vers 1822, un mémoire où se trouvait clairement démontrée la diminution et l'affaissement progressif du cerveau dans la vieillesse. Qu'on s'imagine l'accueil que reçut le jeune philosophe, lui qui, ce jour-là, avait pour auditeurs et pour juges des savants presque tous septuagénaires ou octogénaires! Gall, qui jamais n'avait eu beaucoup de partisans à l'Académie des sciences, y compta alors de nombreux adversaires. Mais, plus habile que ses disciples, loin de blesser l'amour-propre d'autrui, il le caressait constamment, et ses séductions étaient souvent irrésistibles.

§ XII. Gall avait beau répéter avec sagesse et bonhomie qu'il *ne se croyait point assez grand homme pour rien avan-*

cer sans preuves, plus il alléguait de faits et plus on multipliait contre lui les objections. On lui disait : Si vous faites dépendre chaque faculté de l'esprit d'un organe spécial et matériel, que deviendra l'âme spirituelle? C'en sera fait des croyances en l'immortalité : votre matérialisme tuera les religions et perdra la morale ! Voici quelle était sa réponse, elle mérite qu'on l'écoute :

« Je suis naturaliste, disait Gall, et comme tel, je n'ai qu'un objet : je me borne à approfondir les lois du monde corporel, et suppose constamment qu'aucune vérité naturelle ne peut être en contradiction avec les vérités révélées. Je sais, en outre, que ni l'esprit ni le corps ne peuvent être détruits sans l'ordre immédiat du Créateur : je n'ai voulu porter aucune décision sur la vie spirituelle. Quai-je donc fait ? J'ai cru voir et j'ai enseigné que l'âme est enchaînée dans cette vie à notre organisation corporelle. Le

malheur est que l'on confond opiniâtré-
ment l'être agissant avec l'instrument au
moyen duquel il agit.

» Ce que j'ai avancé au sujet des sens
intérieurs, poursuivait-il, est également
applicable aux sens extérieurs. Ainsi,
pendant que l'œil fatigué se repose, on
peut écouter attentivement : l'ouïe peut
être détruite sans que la vue en souffre.
Le chien nouvellement né est pendant
quelques jours sourd et aveugle, tandis
que son goût est déjà parfaitement développé. Dans la vieillesse l'ouïe diminue
ordinairement avant la vue, et le goût
conserve en général toute sa force. En
cela est la preuve de l'existence des sens
par eux-mêmes, et de leur indépendance. Qui doute de ce fait? A-t-on jamais, de la différence essentielle des sens,
tiré la conséquence que l'âme doit être
corporelle ? Est-ce que l'âme qui entend
est autre que celle qui voit ? Et cependant
chaque sens a son siége intérieur et es-

sentiel dans une portion délimitée du cerveau, comme chaque faculté et chaque penchant. Aussi n'est-il jamais venu à l'esprit de Boerhaave, de Haller ou de Lavater, tout religieux qu'ils étaient, qu'on pût rien inférer contre la doctrine de la spiritualité et de l'immortalité de l'âme, de la différence et de l'indépendance des sens, des facultés et des penchants, non plus que de l'indépendance de leurs organes intérieurs. C'est qu'en effet la même âme qui voit au moyen de l'organe visuel, qui entend au moyen de l'organe auditif, apprend par cœur au moyen de l'organe des mots, et fait du bien au moyen de l'organe de la bienveillance ou de la bonté. C'est toujours le même ressort qui met en mouvement, chez vous moins de roues, et chez moi davantage. »

Un kantiste, nommé Charles Villers, dans les lettres qu'il adressa à G. Cuvier au sujet de la doctrine de Gall, allait au-devant des objections précédentes en disant : *Les organes matériels du cerveau ne déterminent point les facultés et les penchants, mais elles existent pour les manifester et les servir.* Cela revenait au mot de M. de Bonald : L'homme est une intelligence servie par des organes.

§ XIII. Spurzheim eut plus de prudence que Gall, et sut mieux éviter les accusations de fatalisme. Au lieu de donner aux organes le nom des vices ou des vertus qu'amène leur extrême activité, et au lieu de dire, à l'exemple de Gall, *organe du vol, organe du meurtre* ou *de l'assassinat, organe de la bonté*, etc., Spurzheim disait : Le vol n'est qu'une détérioration exceptionnelle de l'*organe de la propriété.* On peut très-bien avoir de la propension à acquérir et à posséder, sans pour cela être un voleur ; on peut de même être disposé à combattre, même à verser le sang d'autrui pour se défendre, sans être un criminel. Cette même propension à posséder, qui peut conduire au vol, ajoutait-il, peut aussi affermir l'état social, puisque l'amour de la propriété engendre l'esprit d'ordre et fortifie l'attachement pour la patrie. L'organe de la rixe et de la destruction renferme aussi l'élément du courage militaire et de l'indépendance civile. Même remarque pour la *ruse*, qui conduit à la discrétion : la dissimulation est en effet, en beaucoup de conjonctures, un élément de prudence. Partant de là, Spurzheim changea la plupart des dénominations adoptées par Gall son illustre maître; on pourra du reste en juger par les tableaux comparés des classifications de ces deux philosophes.

§ XIV. Gall eut la prudence de n'admettre parmi ses organes que ceux dont la proéminence lui parut concorder avec une certaine faculté, et cela, non-seulement dans les hommes, mais aussi dans tous les animaux vertébrés. Ce présage

13.

d'une qualité spéciale ne lui paraissait admissible qu'autant qu'il le retrouvait *à la même place* dans tout animal visiblement doué de la même qualité. Car, disait-il, je n'admets point d'exception dans les œuvres de la nature.

CHAPITRE XI.

Le système de Gall a éprouvé tant
et de si notables changements, depuis
quarante ans qu'on le professe ou qu'on
en parle, que l'histoire de ces *variations* pourrait fournir matière à un
volume intéressant. Spurzheim et plusieurs docteurs de son école ont tout
modifié, tout bouleversé : les noms des
facultés, leur siége, les facultés elles-
mêmes, et jusqu'au nombre de celles
dont on admet le siége distinct dans le
cerveau. Ainsi Gall, qui n'admettait
d'abord que vingt-six facultés primitives,
se manifestant à la surface du crâne
par autant de reliefs distincts, finit lui

même par en admettre vingt-sept : ce n'était toutefois qu'une de plus. Mais Spurzheim vint, qui en décrivit trente-cinq après en avoir en outre transformé ou proscrit plusieurs. Et voilà qu'aujourd'hui encore, on propose deux facultés nouvelles présidant à la conservation de la vie.

Quoi qu'il en soit de cette instabilité des phrénologistes, qui ont changé jusqu'au nom de leur science et jusqu'à son objet (puisque au lieu de se borner à la physiologie du cerveau, ils s'occupent aujourd'hui de la physiologie de l'esprit), examinons les trente-cinq organes significatifs admis par Spurzheim et son école.

Parmi ces trente-cinq aptitudes, les neuf premières sont des *penchants* ou des *instincts*, les douze suivantes des *sentiments;* cela fait déjà vingt et une facultés, que Spurzheim nomme AFFECTIVES. Des quatorze facultés suivantes, les douze pre-

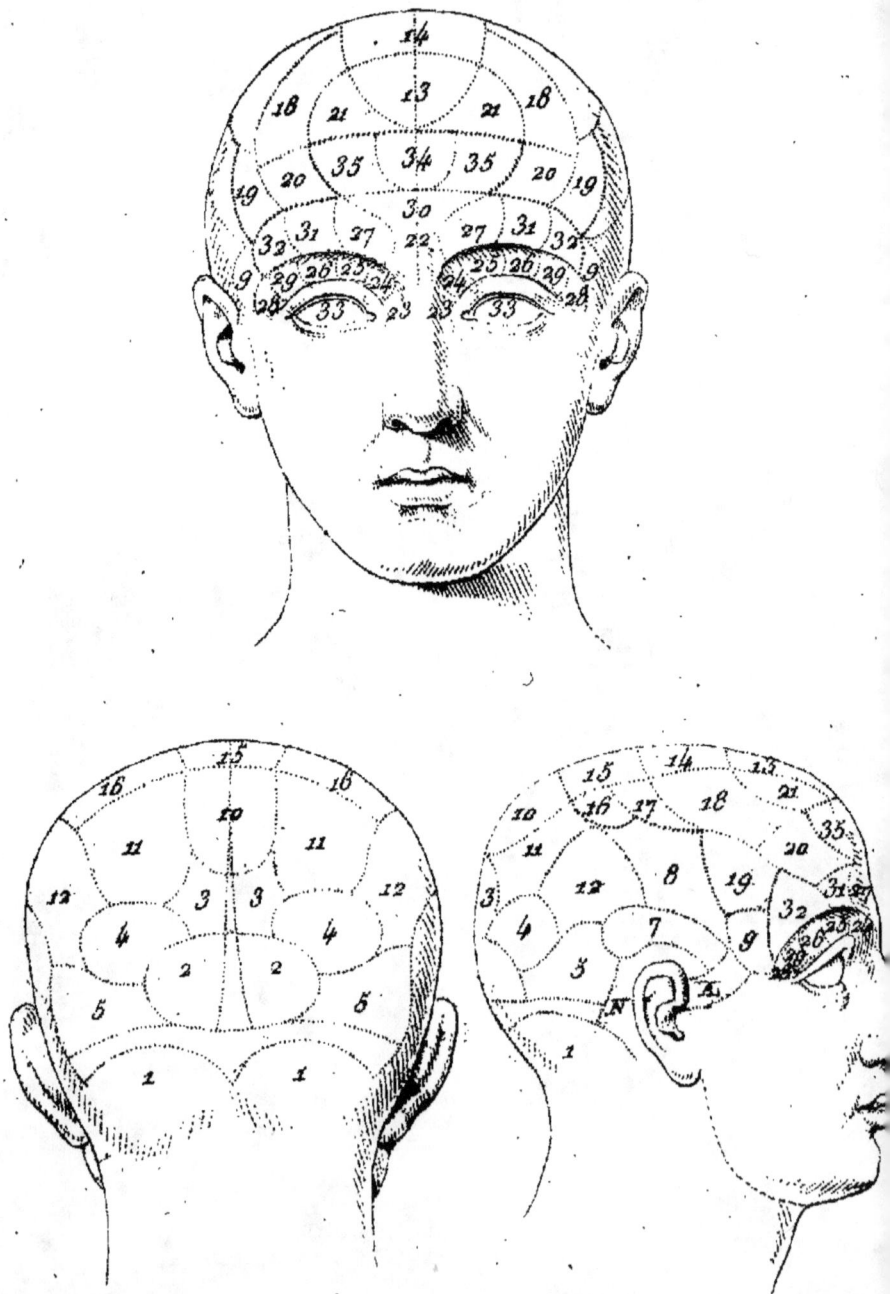

TABLEAU PHRÉNOLOGIQUE
d'après le Système de Spurzheim

mières sont dites par lui *perceptives*, les deux autres *réflectives* (la comparaison et la causalité), et toutes les quatorze ont reçu la dénomination générique de FACULTÉS INTELLECTUELLES. Voici au reste dans quel ordre Spurzheim a classé ces facultés primitives, et quel nom il leur a donné.

N° 1. AMATIVITÉ ou *Amour physique*.

Vif penchant qui pousse les sexes instinctivement l'un vers l'autre. Cette propension à l'amour physique a d'ailleurs pour effet soit d'exciter les facultés de l'entendement, soit d'en entraver la manifestation en préoccupant l'esprit de son objet. On regarde le cervelet comme l'organe ou le siége essentiel de ce penchant, et l'on évalue la puissance de celui-ci par l'évasement de la nuque d'une oreille à l'autre. Toutefois il faut remarquer qu'on a souvent confondu avec l'évasement de l'occipital et du cervelet le grand volume des muscles

du cou qui vont se fixer vers l'occiput; ce
qui est le signe, en effet, d'une énergie qui
s'allie très-bien avec la vivacité des désirs sexuels. Au reste, Buffon, Mirabeau,
Gall et François Ier avaient la nuque
fort large, les apophyses mastoïdes très-
distantes l'une de l'autre : c'était l'inverse en Charles XII et Newton.

N°2. PHILOGÉNITURE ou *Attachement pour les enfants.*

Ce penchant est aussi universel que le
précédent, et le règne en est et plus durable et plus constant. C'est une vertu sans
mérite tant elle est instinctive; je n'ai pas
dit qu'elle fût sans satisfaction ni sans
récompense. L'organe en est prononcé
chez les nègres comme chez les blancs,
et il est ordinairement plus manifeste
dans les femelles que dans les mâles. Il
est situé derrière la tête, au-dessus du
précédent. Remarquons même que c'est
à la prépondérance de cet organe de la

philogéniture chez la femme, qu'on attribue la forme si visiblement allongée de
sa tête en arrière; tandis que le crâne de
l'homme est comme tronqué à l'occipital,
tant il est coupé là carrément. La médecine judiciaire a souvent tiré grand parti
de ce caractère distinctif des sexes.

N° 3. CONCENTRATIVITÉ, *Habitalivité.*

Nom de la faculté qui, selon Gall, porte
les animaux à fréquenter les hauteurs
et habiter des lieux élevés, et les hommes
à aimer leur demeure, leur patrie. Suivant Spurzheim, c'est le penchant à la
résidence, au séjour, et l'on en trouverait
aussi l'organe très-développé en ceux des
écrivains et des orateurs qui excellent à
concentrer leur pensée et dont le style
est nerveux. Gall confondait cette faculté avec l'estime de soi ou l'*orgueil.*
Jugez quelle doit être l'importance d'un
organe en vertu duquel des oiseaux font
leur nid ou se perchent au haut des

arbres, les chamois se tiennent suspen-
dus au bord des abîmes, les hommes
sont orgueilleux, les orateurs énergiques
et les écrivains substantiels ! L'organe en
est au-dessus du précédent ; il correspond au sommet de l'os occipital.

N° 4. AFFECTIONNIVITÉ ou *Adhésivité.*

Voilà le principe de l'amitié ou de
l'attachement, pour parler la langue
usuelle. L'organe de ces heureux et sou-
haitables penchants occupe les côtés de
l'occipital, un peu au-dessus et tout près
de l'amour maternel ou de la *philogéni-*
ture. Grand surtout chez les femmes,
selon Gall, et en particulier dans la tête
très-authentique d'Héloïse, cet organe devait être excessif dans le crâne d'Oreste,
dans celui de Pylade et celui de Pirithoüs :

Du sage Acate et du tendre Nisus,
Tous grands héros, tous amis véritables :
Ces noms sont beaux, mais ils sont dans les fables.

Le penchant dont nous parlons est,

comme dit Spurzheim, le principe de la
sociabilité, non seulement parmi les hommes, mais entre animaux.

N° 5. COMBATIVITÉ.

Disposition à la dispute, à la rixe, à la
résistance et à l'attaque en tout genre :
principe du courage. L'organe de cette
faculté est situé au niveau de l'angle
inférieur et postérieur du pariétal, au-
dessus de l'oreille et plus en arrière. Il
n'est pas seulement manifeste dans le
crâne de Murat et dans ceux des grands
capitaines, mais on le retrouve aussi très-
marqué sur la tête de Benj. Constant,
de Luther et des députés de l'opposition.

N° 6. DESTRUCTIVITÉ.

Penchant à détruire, à être cruel.
L'organe de ce malheureux instinct, qui
assimile l'homme aux animaux carnas-
siers les plus féroces, est ordinairement
très-prononcé sur la tête des grands criminels, chez les meurtriers réfléchis.

14

Toutefois, disent les phrénologistes, contre-balancée par l'organe de la bienveillance, *la destructivité peut servir très-efficacement les intérêts de la vertu*, en raison même de sa rigoureuse énergie (c'est G. Combes, célèbre phrénologiste écossais, qui l'atteste). L'organe de la destructivité se trouve au-dessus et dans la direction du pavillon de l'oreille. Très-grand chez le meurtrier Nesbit et en ses pareils, il est aussi très-marqué chez les chasseurs passionnés, chez les grands capitaines et les sabreurs de profession, de même que chez les duellistes.

Nº 7. SECRÉTIVITÉ ou *Ruse*.

Finesse, savoir-faire, dissimulation; penchant à se cacher, à maîtriser ses émotions. C'est une faculté qui commence par la prudence et la discrétion (vertu jusque-là), et qui finit par le mensonge, la duplicité, la trahison. Associée à la circonspection, elle prête un puissant secours aux diplomates, aux hypocrites et aux fripons. L'organe en est situé au-dessus de l'oreille, immédiatement au-dessus du précédent : il est très-prononcé chez les romanciers fertiles en expédients, et en beaucoup d'acteurs. Uni à la gaieté, il produit l'ironie, le sarcasme, et ce que les Anglais appellent l'*humour*. Grand chez La Fontaine, Swift et Prior, chez Napoléon et surtout chez Talleyrand.

N° 8. ACQUISITIVITÉ ou *Convoitise*.

L'organe du penchant à acquérir ou à posséder se trouve au-dessus du précédent, entre la circonspection qui est plus en arrière, l'idéalité qui est en avant, et la ruse dont l'organe est au-dessous. Plus haut que lui sont les organes de la conscience et de l'espérance, ses modérateurs naturels. Cette faculté conduit tout aussi bien à faire collection de médailles, ou de tableaux, ou d'objets d'histoire naturelle qu'à thésauriser. S'il

est excessif et si rien ne le vient con-
tre-balancer, ce penchant induit ceux
qui n'ont pas au larcin, et ceux qui ont
à l'avarice. Très-grand ordinairement
chez les voleurs de profession, chez les
usuriers, les pirates, et en certains conquérants qui ne font la guerre que pour
agrandir leurs États.

N° 9. CONSTRUCTIVITÉ ou *Sens de la mécanique.*

L'organe de cette faculté surmonte un
peu l'angle externe de l'œil et le dépasse
en arrière. On le dit très-marqué en
ceux qui aiment à bâtir, ou qui excellent
dans divers arts ingénieux : c'est le sens
de la constructivité et de l'arrangement.
Grand dans les oiseaux qui font des nids,
chez le castor et le mulot, de même que
dans les têtes de David d'Angers, de
Thorwaldsen, de Brunel, l'ingénieur illustre à qui est dû le tunnel de Londres
creusé sous la Tamise. G. Combes le dit

aussi très-prononcé chez les modistes.

N° 10. ESTIME DE SOI, *Orgueil*.

Le docteur Gall confondit d'abord cette faculté avec cette prédilection pour les hauteurs physiques, qui fait que certains animaux pratiquent les montagnes, ou que des oiseaux font leurs nids au plus haut des arbres; mais on reconnut bientôt la puérilité d'une pareille détermination. L'organe en est situé un peu plus en arrière et plus bas que le sinciput : il était très-prononcé dans Napoléon. Ceux en qui l'amour de soi est excessif ordinairement ont la démarche droite et guindée. Uni à l'*acquisivité*, disent les phrénologistes, ce penchant à l'orgueil conduit à l'*égoïsme*.

N° 11. APPROBATIVITÉ ou *Amour de l'approbation*.

Tel est le principe de l'émulation, de la vanité, de l'ambition la plus commune; l'organe de cette propension est situé

14.

aux deux côtés du précédent et descend
un peu plus bas. Il est très-grand en
ceux qui tiennent moins à l'*être* qu'au
paraître, ou qui attachent, par faiblesse,
un prix extrême à l'opinion d'autrui.
Comme types de cette faculté on peut
citer G. Cuvier, Casimir Périer, M. Thiers,
M. Hugo, et surtout M. Arago.

N° 12. CIRCONSPECTION ou *Prudence*.

La peur, la défiance de soi ou la timidité entrent pour beaucoup dans cette
propension à la prudence. Quelquefois
aussi c'est une suite d'une extrême sagacité qui fait apprécier le fort et le faible de chaque parti ou poste. La circonspection est la mère des doutes et des
hésitations, de la mauvaise honte et des
précautions, et souvent aussi de la neu-
tralité et de la paresse. Citons comme
exemples les caractères de Bernadotte, de
J.-J. Rousseau, de Casimir Périer et de
M. Molé. L'organe de la circonspection

est placé vers le milieu de la partie latérale du crâne, entre les organes de la
convoitise, de la ruse, du courage, de
la vanité et celui de la conscience.

N° 13. BIENVEILLANCE ou *Bonté*.

Ceux qui croient à cette bonté primitive, pure de tout calcul humain, en pla-
cent l'organe au-devant de la tête, au-dessus du monticule qui surmonte le front.
Voilà le principe de la vraie charité et du
dévouement désintéressé, de la tendresse
sans amour ni parenté. Voyez Vincent
de Paul, Henri IV et Lacépède. Faut-il
aussi placer dans cette classe le brave
M. de Montyon ? Peut-être.

N° 14. VÉNÉRATION ou *Respect*.

Cette faculté engendre l'amour des
dieux, principe de toute religion; le respect des vieillards, des supériorités intellectuelles ou sociales, l'adoration, l'hu-
milité. Je citerai ici Lamennais, Lamartine, Walter Scott, Benjamin Constant.

L'organe est placé au sommet de la tête, entre ceux de la bienveillance et de la fermeté.

N° 15. FERMETÉ ou *Caractère*.

Voilà une de ces facultés qui n'ont nul besoin d'être définies. Excessive, elle conduit à l'entêtement, à l'obstination, à la dureté. Cet organe a quelque analogie et quelque connexité avec celui de l'orgueil. Il est situé au sommet de la tête, vers le milieu de la voûte du crâne : aussi dit-on de ceux en qui la fermeté paraît excessive, qu'ils sont têtus. Gall s'est de la sorte plus d'une fois laissé guider par les proverbes populaires. Voyez Napoléon, Richelieu, Charles XII, Bernadotte, Dupont de l'Eure.

N° 16. CONSCIENCIOSITÉ ou *Justice*.

Sentiment de justice dont l'autorité suprême, comme dit Reid, a le plus grand ascendant sur la conduite humaine, et qui la juge, la condamne, la punit ou la récompense. On doit citer Sully, Malesherbes et Lamartine. L'organe de la conscience occupe un fort petit espace au-dessus de celui de la circonspection, au-dessous de la fermeté, au-devant de l'approbation et derrière l'espérance.

N° 17. Espérance ou *Illusion*.

Propension à patienter sans ennui, à attendre sans découragement : c'est une heureuse faculté dont la religion chrétienne a fait une vertu. Lamennais et Napoléon. L'organe de l'espérance est tout près de celui de la conscience, plus en arrière que celui du merveilleux, et au-dessus de la convoitise.

N° 18. Merveillosité ou *Goût du surnaturel*.

Propension au grandiose, au surnaturel, et sentiment de l'infini : porte aux croyances pieuses et à la superstition, au sublime et au fantastique, et dispose à l'étonnement. On cite Socrate, Platon, le Tasse, Young, Lamennais, Kératry. L'organe se trouve latéralement au delà de l'angle du front, au-dessus de l'organe de l'idéalité et de celui de la vénération qui est plus haut, entre l'espérance et la gaieté.

N° 19. IDÉALITÉ ou *Sens poétique.*

Tendance à tout embellir et à marcher vers la perfection idéale : faculté essentielle de l'artiste, du poète, de l'orateur, et surtout de l'écrivain. L'organe en est placé au-dessous et en dehors du précédent, entre l'organe de la convoitise et celui de la musique. Voyez Racine, Shakspeare, Gœthe, Lamartine, Byron, Schiller, Raphaël, etc.

N° 20. GAIETÉ ou *Esprit de saillie,* *de causticité.*

On désigne ainsi l'aptitude à considérer

toutes choses sous leur aspect plaisant. L'*humour* anglais en est une variété. Citons comme types Voltaire, Henri IV de France, Piron, Sterne, Alph. Karr. L'organe de la gaieté occupe une petite place sur les côtés du front, entre les organes du merveilleux, de l'idéalité, de l'imitation, de la causalité et de la musique.

N° 21. IMITATION.

Faculté d'imiter les gestes, le langage, l'accent, la voix, la physionomie, etc. Très-prononcé dans les grands acteurs et chez quelques peintres, l'organe de l'imitation est situé aux deux côtés de celui de la bienveillance, et il avoisine celui de la merveillosité.

N° 22. INDIVIDUALITÉ ou *Sens des faits*.

L'organe de cette faculté occupe le milieu de la partie inférieure du front,

un peu au-dessus de la racine du nez et
des sourcils. Aptitude à connaître indi-
viduellement les objets, goût de l'observation de détail, prédilection pour l'histoire naturelle, facilité à s'instruire,
mémoire des choses et des faits. Voyez
Cuvier, Linnée, Humboldt, Sismondi.

Nº 23. CONFIGURATION OU *Forme.*

Plus les yeux sont écartés et plus cette
faculté est prononcée. Très-marquée chez
les peintres de portraits. Aptitude à se
souvenir des figures et à saisir les ressem-
blances. On cite ici George III, qui se
souvenait de la physionomie de tous ceux
qu'il avait vus; G. Cuvier, Gérard, et
surtout Van-Dyck.

Nº 24. ÉTENDUE ou *Sentiment de la perspective.*

Faculté nécessaire aux peintres, aux
généraux d'armée, à l'ingénieur. Voyez
Brunel, etc. L'organe de l'étendue occupe le côté interne de l'arcade orbitaire.

N° 25. PESANTEUR OU *Résistance*.

Faculté d'apprécier le poids des corps et de les faire agir ou de les équilibrer en conséquence. L'organe correspond à l'arcade orbitaire, où il se trouve entre l'organe de l'étendue et celui du coloris. Grand chez les danseurs, les marins, chez les bateleurs et les mécaniciens, etc. On a prétendu que l'exiguité de cet organe disposait au mal de mer !

N° 26. COLORIS OU *Sens de la peinture*.

L'organe de cette faculté est situé au milieu de l'arcade orbitaire, entre l'organe de l'ordre local et celui de la pesanteur. Très-marqué sur Wilkie, le Titien, Gérard et Rubens ; grand aussi chez beaucoup de femmes, elles qui mettent tant de goût dans l'appréciation des nuances et qui savent si bien assortir les couleurs.

N° 27. Localité ou *Espace*.

Faculté qui nous porte à beaucoup
voir et à voyager, comme à nous rappeler
les lieux. Cet organe occupe le petit espace du front qui surmonte la partie interne du sourcil. Là se trouve une saillie
chez les grands voyageurs, les peintres
de paysages, et chez les animaux qui émi-
grent, par exemple chez l'hirondelle.
Moins grand chez les femmes, qui sont
nées pour être sédentaires. Voyez Cook,
Colomb, Humboldt, d'Urville et Ross.
Cet organe était très prononcé en Newton,
lui pourtant si sédentaire et dont la vie
fut si calme.

N° 28. Calcul ou *Nombre*.

L'organe du calcul existe à la partie externe de l'arcade orbitaire. Grand chez
Newton, Euler, Monge, Arago et Cauchy.

N° 29. Ordre ou *Arrangement*.

Aptitude à mettre chaque chose à sa

place, et à se souvenir du lieu qu'elle occupe. Faculté des érudits, des collecteurs, des célibataires et surtout des femmes. Situé en dedans du précédent et sur la même ligne. Le contour de l'orbite, à lui seul, porterait ainsi témoignage de six ou sept facultés bien distinctes?

N° 30. Éventualité ou *Don des conjectures*.

C'est l'aptitude par excellence des physiologistes, des politiques, des historiens et des médecins : art de supputer les circonstances et de s'en souvenir, talent d'analyse et de prévision qui consiste à tenir compte de toutes les conjonctures et de chaque état dans lequel peut se trouver le même objet et le même être. L'organe de l'éventualité, situé au milieu du front, est prononcé chez les bons historiens, les grands physiologistes et les politiques.

N° 31. Temps ou *Durée*.

Faculté de mesurer le temps et d'en

évaluer les intervalles par le souvenir des circonstances et des actes qui l'ont consumé. Aptitude aussi à se rappeler les dates comme à étudier la chronologie. L'organe est situé au-dessus de la partie moyenne du sourcil.

N° 32. Tons ou *Mélodie*.

Cette faculté est à la musique ce que le don du coloris est à la peinture. L'organe occupe l'angle externe du front, au-dessus du sourcil, et il avoisine l'organe du temps. Il est grand chez Rossini, sur le crâne d'Haydn, etc. Il est essentiel que l'organe précédent se joigne à celui-ci pour constituer de vrais musiciens.

N° 33. Langage ou *Mémoire des mots*.

Désignation de la faculté qui nous fait apprendre les langues, comme aussi retrouver dans la mémoire le mot propre à rendre exactement notre pensée. Le signe de cette aptitude est la proéminence des yeux. C'est la première faculté que Gall, encore jeune, ait découverte. Les philologues, les botanistes et les professeurs verbeux ont presque toujours les yeux saillans, de même que les classificateurs de toute espèce. Je cite Humboldt, Cuvier, Silvestre de Sacy et Stanislas Julien, professeur de chinois.

N° 34. COMPARAISON OU *Similitude*.

L'organe représentant cette faculté précieuse occupe le milieu du front, où il se trouve au-dessus de l'*éventualité*. Ceux où il proémine ont recours à des comparaisons ou à des analogies en guise de raisonnements. Cette faculté est également indispensable aux naturalistes, aux écrivains et aux orateurs. Voyez Pitt, Gœthe, Lamennais, Lamartine, Geoffroy, C. Duméril et le Prussien Ocken.

N° 35. CAUSALITÉ, *Esprit philosophique*.

C'est en vertu de cette faculté que les

philosophes vont au delà des faits ou des
événements dans le but d'en trouver les
causes, les motifs cachés ou l'essence.
C'est la science du *pourquoi* et du *comment*. Sans elle, point de savants véritables, point d'historiens ni de moralistes
profonds. Tel est le principe des systèmes gratuits et des hypothèses métaphysiques. L'organe de ce sens philosophique est situé à la partie latérale du front,
sur les côtés de l'organe de la comparaison. Il devait être grand dans Buffon,
Gœthe, Socrate, Kant, Franklin, Kératry, dans Burke et dans Montesquieu.

Voici maintenant les deux facultés nouvelles : ce sont les plus bizarres de toutes.

Æ. ALIMENTIVITÉ, *Goût matériel.*

Faculté qui préside au choix des aliments ainsi qu'à l'appétit : aptitude à la
gourmandise, et à la délicatesse du goût;
à la gastronomie, à la friandise. L'organe
de cette propension instinctive, admise par

Spurzheim, fut d'abord découvert par un Danois nommé Crook, puis publié par un autre Danois nommé Hoppe. L'organe en est situé un peu au-dessus de l'arcade zygomatique, au-devant de l'oreille, un peu plus bas et plus antérieurement que celui de la ruse et celui de la *destructivité*. Son volume se trouve proportionné au volume et à l'énergie d'action des nerfs olfactifs, aux racines desquels la partie correspondante du cerveau donne naissance. Les grands mangeurs et les gastronomes ont vers cet endroit une saillie prononcée. Mais peut-être confond-on avec cet organe l'excès de volume des muscles masticateurs.

AV. Biophilie ou *Amour de l'existence*.

L'organe de la biophilie ou de la *conservation* se trouve placé au niveau du précédent, mais derrière l'oreille, et au-dessous des organes du courage et de la destruction. Spurzheim en avait pres-

senti l'existence; M. Vimont le chercha
et en proposa l'admission préalable; Sar-
landière en découvrit le signe empirique
dans la disposition de la mâchoire inférieure; mais M. Dumoutier paraît être
le premier qui en ait précisé le siége
d'après une dépression qu'il avait remar-
quée au crâne d'une dame Landon, qui
s'était coupé le cou par mépris de la
vie. Il est grand, selon M. Dumoutier,
chez les hypocondriaques et les gens
timorés, petit chez ceux qui se donnent la mort après délibération. On
dit, en outre, qu'il a été constaté
que les suicidés ont la crête occipitale
courbée en sens inverse de ce qu'elle
est ordinairement, c'est-à-dire *con-*
cave vers le bas. Elle est au contraire
très-convexe en ceux qui ont peur de
mourir. Ces deux dernières facultés pré-
tendues n'ont point encore reçu de numéro d'ordre dans les classifications phrénologiques; mais la première se trouve

désignée par les lettres Æ et la *Biophilie* par les lettres AV.

Maintenant que nous avons énuméré les facultés et les organes spéciaux des phrénologistes avec la docilité d'un presque croyant, nous allons noter rapidement quelques observations et critiques qui nous paraissent indispensables.

QUELQUES REMARQUES CRITIQUES AU SUJET DES ORGANES ADMIS PAR LES PHRÉNOLOGISTES.

— Les organes dont nous venons de parler sommairement, sont tous *doubles* alors même que, situés sur la ligne médiane, ils ne porteraient qu'un seul numéro.

— Un organe médiocrement développé peut paraître saillant, en raison de l'atrophie ou de la presque absence des organes qui l'avoisinent. Première cause d'erreur de la part de Gall et de son école.

— Les facultés peuvent être remarquables, non-seulement par leur énergie,
laquelle dépend de la saillie de l'organe, mais encore par leur activité vitale,
qui diffère dans chaque homme suivant
son tempérament, sa taille, son âge, son
alimentation habituelle, ses passions en
général. Or, comme cette activité n'a
point de mesure exacte, il est impossible
qu'un phrénologiste n'ait pas toujours gain
de cause contre ses contradicteurs. On
vous dit alors : L'organe est *puissant,* cela
est vrai ; mais il est *paresseux.* Dès-lors
que signifie l'étude des proéminences ?

— La phrénologie ne peut étudier que
les organes les plus superficiels ; ceux qui
occupent la base du cerveau sont inac-
cessibles au doigt comme à l'œil. Est-ce
une raison pour qu'ils restent oisifs ?

— Si les organes entre eux contigus
sont très-prononcés, volumineux, alors
aucun ne paraît proéminent. Cependant
ce sont là les meilleures conditions pour

l'énergie de la pensée, un organe servant
de stimulant auxiliaire à l'autre. Aussi
dit on que *les meilleures têtes n'ont point
de bosses*. On disait le contraire il y a
trente ans. — *E sempre bene !*

— L'excès de petitesse d'un organe
spécial ne produit point nécessairement,
dit-on, l'abus de la faculté ou de l'organe
opposé. Ainsi, l'absence de la bienveillance ne conduit point nécessairement
à la cruauté. Tout au plus restera-t-on
indifférent aux misères humaines. Ceci
toutefois exprime plutôt l'exception que
la règle.

— Remarquez que les phrénologistes
ne concluent point de l'organe prédo-
minant à l'action , mais au pouvoir.
Ainsi Gall, à l'examen d'un crâne, ne disait jamais : Vous avez tels talents, tel
désir , ou projeté telle chose. Mais il disait : Vous avez en vous tel pouvoir, telle
propension manifeste ou cachée. Si rien
ne l'entrave ou ne la contrarie , voici

quelle doit être votre destinée! Mais des entraves, où n'en trouve-t-on pas? et dès lors comment la phrénologie n'aurait-elle pas toujours raison?

— Les organes, combinés entre eux par deux ou par quatre, se modèrent les uns les autres, se fortifient en s'entre-influençant, disent les phrénologistes.

— Que peut-il résulter du développement au même degré de deux facultés ou de deux organes antagonistes? Par exemple si le phrénologiste constate l'énergie simultanée de l'organe de la cruauté et de l'organe de la bienveillance, quelle peut être l'action mixte d'une pareille combinaison? Cette difficulté n'existe point pour le moraliste.

— Il y a deux choses distinctes dans la phrénologie : le côté anatomique et le côté métaphysique. Le premier est le seul qui ait de la nouveauté, et c'est là aussi qu'est l'erreur. Métaphysiquement envisagé, le système phrénologique n'a rien innové ;

il y avait long-temps que les facultés de l'âme avaient été étudiées, classées, notamment par les philosophes écossais : Hutchison, Reid, Dugald-Stewart, etc. Seulement on a trouvé plus de facultés essentielles dans l'esprit qu'il n'y a de cases disponibles au cerveau ou de reliefs manifestes au crâne, et de là sont nés de grands embarras pour la science de la *localisation*.

— Le front, voilà quelle est la partie caractéristique du crâne humain. Aussi est-ce là que Gall a localisé les facultés de l'entendement; mais en tout le reste, rien de plus variable que le crâne d'un homme à l'autre. Le cerveau, dans notre espèce, n'a rien de constant; et la même diversité règne quant à nos pensées, quant à nos désirs et à nos aptitudes.

— Au contraire, le crâne est à peu près le même dans tous les animaux de la même espèce et du même âge. Le cer-

veau, chez eux, a la même stabilité que
l'instinct, la même constance que les besoins physiques, à la satisfaction desquels cet instinct préside. Aussi Gall et
M. Vimont ont-ils toujours marqué une
grande propension à s'autoriser de préférence des observations faites sur les
animaux.

— La phrénologie nous semble beaucoup plus satisfaisante quand on l'adapte
aux animaux que lorsqu'on l'applique
à l'espèce humaine. Ses déterminations,
dans ce dernier cas, sont spécieuses
plutôt que vraies.

— Gall a dû plus d'un prosélyte à la
vanité flattée. Comment ne croirait-on
pas à un système qui vous déclare homme
de génie, ou qui moule et enregistre déjà
votre crâne comme type d'un talent mémorable! Les collections phrénologiques
servent ridiculement aujourd'hui de suc-
cursales au Panthéon.

— Ce qu'il est important de noter dans

l'appréciation d'une faculté, c'est le motif qui la met en jeu. Ainsi, un homme se montre économe, actif et désireux d'acquérir ; mais cette propension peut avoir des causes fort diverses. Chez l'un, c'est la simple avarice, la cupidité, le sordide amour de l'or ; chez l'autre, c'est l'attrait de l'indépendance, ou du repos, et quelquefois le désir de la puissance, de la considération sociale : car la considération est proportionnée souvent à la richesse. Un autre veut du pouvoir : riche, on a des clients, des créatures ; et toute carrière devient accessible, surtout celle des honneurs. On est éligible et l'on peut être promu à de grands emplois, même au gouvernement de son pays. Un autre veut être cité pour ses richesses, comme témoignant de son habileté, de son génie pour les affaires, de son bonheur. Un autre trouve dans les richesses qu'il entasse, un moyen d'humilier ceux qui autrefois l'abreuvèrent de mépris. Cet autre a des enfants, il les veut riches et glorieux ; il ambitionne pour eux des carrières et une existence auxquelles il reste indifférent pour lui-même. Un autre, plus vertueux et moins imité, veut des richesses pour les répandre et faire des heureux. Un autre aime le luxe, les fêtes, les musées composés d'objets rares. Un autre veut voyager, appareiller une flotte, rivaliser avec des rois et conquérir des royaumes (Angot). Un autre, au prix de tant de trésors dus à ses fatigues et à ses privations, se trouverait heureux d'un sourire et d'une sympathie. Un autre... mais cela serait interminable : je demanderai seulement comment on oserait attribuer de si divers désirs d'acquérir à ce même organe de l'*acquisivité* que Spurzheim a marqué du numéro 8 ?

— Je dirai pareille chose des voyages. MM. de Humboldt, d'Urville et Gaimard courent les deux hémisphères pour voir et savoir; Colomb, pour découvrir un monde qu'il a deviné; un Anglais hypocondre, pour se désennuyer; lord Byron, pour occuper de lui la renommée; M. Lamartine, par piété et peut-être par désœuvrement autant que par curiosité; M***, par amour; le docteur Lassis, par dévouement, par humanité; beaucoup d'autres dans l'unique intérêt de la liberté, cette versatile et si ingrate idole.

— Si l'hirondelle nous quitte l'hiver, c'est que, comme ces gens riches et délicats que le froid épouvante, elle va chercher sous d'autres cieux la douce chaleur qui convient à sa nature. Essayez donc de caser tous ces goûts de déplacement et de voyage dans la proéminence de la *localité!* tentative impossible, vous le voyez tant l'absurdité d'une telle confusion sauterait aux yeux des moins clairvoyants et des plus crédules.

— Remarquez que cette difficulté n'existe point pour les animaux. Chez

eux la même action a constamment le
même motif. Toujours c'est le même
instinct qui parle, et il est sans cesse et
docilement obéi. Mais osez donc assimi-
ler l'instinctive cruauté à laquelle le tigre
doit' sa sanglante curée à l'ambition
implacable d'un Marius et d'un Sylla!
impossible. Laissez donc à la phrénologie le soin de préciser le siége des facultés irrésistiblement instinctives des
animaux, mais ne vous exposez point,
quant à l'homme, à de perpétuels dé-
mentis!

— Les phrénologistes ont si bien senti
les puissantes difficultés dont je parle,
qu'aujourd'hui on les voit raisonner
comme des philosophes moralistes, et
presque sans prendre conseil de leurs
organes spécieux. Ainsi, s'agit-il de La-
cenaire ou de Fieschi; vous remarquez
qu'en ces scélérats on ne découvre nulle
proéminence en l'organe du meurtre ou de
la *destructivité*. — Non, disent-ils; mais

voyez quel orgueil, ou quelle cupidité!
C'est fort bien, mes maîtres; mais enfin
vous convenez que vos investigations crâ-
nioscopiques n'auraient pu présager les
crimes qui ont conduit ces grands coupables à l'échafaud. Dès-lors que devient
la science en question?

— La doctrine phrénologique n'est
plus aujourd'hui ce que Gall l'avait faite:
elle n'est plus que la docile esclave des
classifications métaphysiques et psycho-
logiques. Aussi Gall a-t-il laissé faire ses
disciples sans prendre part à leurs pré-
tendues découvertes. Il savait trop bien
que hors des instincts ou des penchants
la crânologie n'offre rien de certain.

— Les phrénologistes ont long-temps
disserté sur un crâne qu'ils croyaient
être celui de *Raphaël,* ce peintre sublime,
tandis qu'il avait appartenu à un cha-
noine dévot, nommé *Adjutori!* Les mêmes hommes, il y a huit ans, s'évertuè-
rent à retrouver les caractères d'une

infâme empoisonneuse dans un crâne qu'on avait découvert dans le musée de Versailles et qu'on croyait être celui de la Brinvilliers. Un M. Leroy s'assura ensuite que ce crâne était celui d'une dame Tiquet, fort galante, épouse d'un conseiller au parlement.

— M. Peysse a démontré que le crâne de Napoléon était loin de témoigner des étonnantes facultés intellectuelles de ce grand conquérant.

— Enfin, les phrénologistes d'aujourd'hui réunissent presque tous à leurs anciennes croyances les superstitions bizarres des magnétiseurs ; malheureuse alliance qui ne peut que déconsidérer la science de Spurzheim. Le meilleur écrivain de cette école, M. David Richard, croit aux miracles, aux auréoles des saints, aux oracles. Ainsi les hommes réputés les plus incrédules du siècle finiront par tomber dans le mysticisme.

CHAPITRE XII.

DES SIGNES TIRÉS DE L'EXAMEN DU FRONT.

C'est le front seul que nous avons à examiner, comme partie importante de la figure. Or, l'examen de cette région de la face ne sert en quelque sorte qu'à faire pressentir la nature et la puissance des facultés de l'esprit. Quant au caractère et aux passions, les signes tirés du front offrent peu de valeur.

La partie antérieure du cerveau, celle qui correspond au front, n'existe pas ou est à peine développée chez les animaux : c'est là que sont les organes des hautes facultés intellectuelles, exclusif apanage de l'homme; aussi les animaux n'ont-ils pas de front. Chez quelques singes, cependant, il commence à paraître ; il devient tout à fait visible chez les Hottentots ; chez les Nègres et les autres variétés inférieures de l'espèce humaine, il paraît encore davantage ; enfin, il s'élargit et s'élève dans la race des Européens : en sorte que plus l'homme devient homme, si l'on peut s'exprimer ainsi, et plus il a le front prononcé. Sans le front, la face humaine serait destituée de son caractère de ré-flexion et de majesté. Quelles que soient, d'ailleurs, la forme et l'expression du visage ; si le front est large, s'il est élevé, l'homme ainsi fait aura toujours une physionomie intelligente.

Un front très-étendu en tout sens, et presque perpendiculaire, signale une haute intelligence, un jugement sûr, une grande force d'attention, ou une imagina-tion riche ; seules facultés qui rendent capable de grandes choses, à la vérité dans des genres différents, suivant les circonstances où l'on se trouve placé, et selon les autres facultés dont les premières reçoivent le concours (Napoléon, Cuvier, Gall, Canning, Esparteros).

Au contraire un front étroit, bas, et fuyant en arrière, annonce un homme sans imagination, sans jugement, incapable presque toujours de hautes pensées et de grandes actions : c'est des hommes ainsi organisés que l'on peut dire avec une grande justesse d'expression, que ce sont des esprits *étroits, ingrats,* et *à vue courte.*

Telles sont les deux formes générales du front les plus opposées. Mais, entre ces deux extrêmes, on observe un grand nombre de variétés; on sent bien que nous ne pouvons indiquer que les principales. D'ailleurs, il est rare de rencontrer des hommes dont le front soit remarquable et où se lise le présage de facultés élevées ou puissantes. Chez la grande majorité, le front tient le milieu entre le plus large et le plus étroit; son étendue est médiocre, de même que médiocre est l'intelligence de la majorité des hommes. La médiocrité est en effet la règle commune ; la grande supériorité, comme l'infériorité extrême, ne sont que de rares exceptions.

Un front large et bombé vers les deux angles qui de chaque côté se perdent dans la chevelure, de manière qu'il offre plus de largeur en haut qu'en bas, annonce une grande imagination : c'est le front des poètes en prose comme en vers, celui des grands peintres et des artistes qui se distinguent invinciblement par ce qu'on appelle à juste titre le génie (ainsi Shakspeare, Voltaire, lord Byron, V. Hugo, Rubens).

Un front élevé, dont la partie moyenne est la plus saillante, indique un homme avide d'instruction, dont le jugement est sûr, qui aime à remonter des effets aux causes, et à s'élever des faits particuliers aux idées générales : c'est le front des savants et des philosophes (Cicéron, Kant, Gall).

Si le front, étroit au-dessus des sourcils, se renfle et s'élargit vers les tempes, de manière à offrir à peu près la forme d'une pyramide renversée, c'est un signe de finesse, de ruse, et souvent de quelque chose de plus que la ruse (Fouché, de Villèle, etc.).

Quelquefois la partie la plus saillante du front existe de chaque côté de la ligne mitoyenne, à un demi-pouce environ au-dessus des sourcils; on aperçoit en ce lieu deux espèces de bosses plus ou moins saillantes : c'est là le signe de l'esprit caustique, de l'esprit de saillie, auquel se joint presque toujours une imagination vive. Tel est le front des poètes satiriques, des écrivains frondeurs et spirituels (tels étaient Rabelais, Sterne, Boileau, Voltaire).

Un front élevé, et presque droit jusqu'à la racine des cheveux, mais peu large, signale presque toujours un homme doué de peu d'imagination, franc, sans finesse, mais ferme et même obstiné, et capable de montrer une grande force de caractère; on observe ce front principalement chez des guerriers et des magistrats célèbres (ainsi L'Hôpital, Lafayette, Pierre Ier).

Les hommes portés à la science du calcul, les grands mathématiciens, les tacticiens, les astronomes, etc., peuvent avoir le front peu développé, mais ils se distinguent par la saillie du sourcil en dehors des tempes (Lalande, Marmont, etc).

Les hommes dont le front est étroit et bas ne se distingueront jamais par leur génie; mais ils peuvent être doués de qualités morales plus précieuses pour les autres et pour eux-mêmes, pour leur propre bonheur ou celui d'autrui, que ne le sont souvent des facultés intellectuelles éminentes : ils peuvent être bons, généreux et braves. Presque toujours

ils entendent mieux que les hommes
d'une intelligence plus élevée les affaires
ordinaires de la vie, et réussissent plus
irrésistiblement qu'eux dans leurs entreprises. Vous demandez pourquoi? c'est
qu'ils ne sont pas distraits de leurs desseins par des pensées étrangères à la vie
commune, et par les rêves d'une imagination naturellement ennemie de la réalité et féconde en chimères. C'est ce qui
a fait dire, avec quelque raison, qu'en
fait de fortune ou d'habileté pratique,
il n'y a rien au monde de si borné que
les gens d'esprit ou d'imagination.

Mais quand au défaut d'intelligence se
joignent des penchants vicieux, l'homme
alors n'ayant plus pour les combattre
que des armes insuffisantes, souvent alors
il en subit la tyrannie, et s'abandonne
aux passions les plus honteuses, aux actions les plus déplorables.

Les hommes dégradés par de viles
passions, par les crimes les plus lâches,

ont la plupart le front étroit et fuyant en arrière ; et cela même les rapproche des animaux, comme des peuples les plus sauvages. Il est du moins consolant pour la vertu, que les crimes se commettent si rarement à la vive clarté du génie. On peut voir à ce sujet, dans les *Causes célèbres*, le curieux et philosophique certificat de capacité que le docteur Laënnec donna publiquement à Castaing.

Ce n'est pas toutefois qu'il ne se rencontre des hommes vicieux et criminels parmi ceux dont le front dénote une intelligence plus qu'ordinaire ; mais, en général, ceux-ci se livrent à des vices ou commettent des crimes d'un ordre plus relevé, si l'on peut ainsi s'exprimer : leurs actions, quoique répréhensibles, quoique criminelles, exigent de l'intelligence et du courage, et pouvaient avoir été méditées dans un but différent de celui qu'elles atteignent. Souvent aussi l'esprit de parti et le fanatisme, perfides con

seillers dans les temps de schisme ou de
révolution, donnent aux déterminations
un caractère ambigu, source féconde de
haines, de séditions et de calamités publi-
ques. Combien de fois n'a-t-on pas vu la
même action punie comme crime dans
un camp, couronnée comme vertu dans
l'autre! Et les crimes victorieux! ne les
divinise-t-on pas, à la honte du monde,
à l'égal des grandes vertus!

Chez les femmes, le front n'a jamais
l'étendue ni la hauteur de celui de
l'homme : c'est que plusieurs facultés
intellectuelles accordées à l'homme, n'atteignent pas un égal degré dans l'autre
sexe. Presque jamais la femme ne produit d'ouvrages qui exigent une puissante imagination, ou les vues élevées
d'une sérieuse philosophie : je sais bien
qu'il existe des exceptions, mais elles sont
rares; et à coup sûr on en ferait moins
de bruit si elles n'étaient des exceptions
(voyez madame de Staël, etc.).

Sous le rapport de l'intelligence et de la raison, la femme est un être d'un degré moins élevé que l'homme; et si par toute la terre le second rôle lui a été départi, ce n'est pas seulement l'effet d'un caprice humain, ni une irrégularité née du hasard : ce n'est pas non plus, quant à nous, par un abus de la force physique, mais par un résultat irrésistible de la supériorité intellectuelle de l'homme. La femme lui est soumise, à peu près comme les nations indigènes de l'Amérique furent long-temps soumises aux Européens; de la même manière qu'un homme se soumet involontairement à un autre homme, alors qu'il reçoit l'influence dominatrice d'un génie supérieur au sien.

À l'exception cependant des dons les plus enviés de l'esprit, la femme est douée des mêmes facultés intellectuelles que l'homme; mais tout, chez elle, l'esprit comme le corps, a moins de force

que de délicatesse. Aussi toutes les parties du front, bien qu'à peu près pareilles
à ce que l'on voit chez l'homme, sont
néanmoins chez elle plus resserrées et
moins distinctes.

Au reste, s'il est difficile de découvrir
sur le front de la femme les nobles indices des plus hautes facultés intellectuelles, il importe moins aussi que ces
facultés existent en elle. La profondeur
et la force de l'intelligence ne sont pas,
pour la femme, les qualités les plus précieuses ni les plus enviables; c'est bien
plutôt la douceur, la résignation et la
bonté. On ne cherche point en elle les
facultés de l'esprit qui étonnent, mais
celles qui subjuguent et captivent. L'essentiel est qu'elle possède les qualités du
cœur qui donnent le bonheur autour
d'elle dans tous les temps de la vie. Toutefois loin de nous de prétendre que les
femmes doivent s'abstenir de cultiver les
sciences, les lettres ou les arts! mais ce

doit être pour elles non une occupation,
mais un délassement; non un but de
gloire ou de fortune, mais un refuge
contre l'ennui et l'oisiveté, mais une arme
contre les séductions du monde, mais un
appui, mais une ancre sûre contre l'entraînement des passions. Elles qui sont
notre plus belle récompense, qu'elles se
gardent d'être nos rivales! Si elles se rencontrent sur notre route, que ce soit
pour nous aider, nous plaindre et nous
consoler : qu'elles soient heureuses de
nos succès, nous serons glorieux de
leurs vertus.

Napoléon, à qui madame de Staël avait
l'indiscrétion de demander quelle femme
il estimait le plus, lui répondit de façon
à la rendre désormais plus discrète et
surtout plus modeste.

Les autres signes physionomiques tirés
de l'examen du front, et relatifs au caractère, sont fournis seulement par la
peau qui couvre cette partie. Mobile

comme celle du reste du visage, elle
prend différents aspects suivant l'état
actuel de l'âme et ses passions habituelles.

Un front uni et sans rides ne peut
appartenir qu'à un homme superficiel et
léger; c'est la marque assurée d'un esprit
peu profond ou dissimulé, et celle d'un
caractère heureux ou du moins sans souci.
Du reste, il y a des fronts tellement
bombés que les rides n'y naissent qu'à
force d'ans et de chagrins. Le front des
jeunes gens et des femmes est en général uni comme l'ivoire. Dans la vieillesse, le front des femmes a souvent
plus de rides que celui de l'homme; précisément parce qu'il est chez elles naturellement plus déprimé, moins saillant.

Des rides horizontales et parallèles, si
elles sont plus rapprochées des sourcils
que de la racine des cheveux, indiquent
un esprit capable d'une attention sou-
tenue et de sérieuses réflexions; si, au

contraire, elles occupent la partie supérieure du front, c'est un signe de dédain
et de fierté. Un front partout sillonné de
rides profondes, et dont la peau forme
des plis épais, annonce un esprit faible
ou paresseux : c'est qu'alors le front est
presque toujours déprimé et le cerveau
petit dans cette région, qui est l'essentielle.

Si les rides, au lieu d'être parallèles,
forment des lignes qui se croisent en
tout sens, l'homme qui les porte est au
moins un original, et peut-être un imbécile ou un fou : c'est du moins l'opinion
de Lavater.

Les rides perpendiculaires qui existent
à la racine du nez, entre les deux sourcils, annoncent un homme sérieux et ré-
fléchi, un penseur profond, souvent aussi
un homme haineux et vindicatif.

CHAPITRE XIII.

SIGNES TIRÉS DES SOURCILS.

Les sourcils fournissent peu de signes relatifs aux facultés de l'esprit.

Et cependant chez les hommes doués de l'esprit de calcul, chez les mathématiciens, le sourcil forme un angle très-saillant en dehors et au - dessus de l'œil.

Chez les grand musiciens on remarque, vers le milieu du sourcil, un renflement très-prononcé, mais qu'il faut avoir déjà remarqué sur plusieurs têtes pour ne pas le confondre avec quelque autre saillie accidentelle et sans importance (voyez Rossini).

Des sourcils rapprochés et saillants indiquent ordinairement un esprit capable de réflexion et de hautes pensées. Chez les hommes peu intelligents, au contraire, les sourcils sont plats, écartés, et très-relevés au-dessus des yeux.

Quant au caractère et aux passions, des sourcils épais sont un signe de force, d'énergie et même de rudesse; tandis que des sourcils à peine marqués et dégarnis annoncent de la faiblesse, de la douceur et de la timidité.

Des sourcils étroits mais bien arqués, peu mobiles, dénotent un caractère tranquille ou ferme, un homme peu agité par les passions ou capable de les maîtriser. Au contraire des sourcils irréguliers et très-mobiles appartiennent à un homme vif et sensible, susceptible d'émotions profondes et de passions énergiques.

En général, les sourcils s'abaissent et se froncent sous l'influence des passions tristes et haineuses; mais ils s'écartent et s'élèvent pour exprimer la bienveil-

lance et la joie. La disposition habituelle
des sourcils entre donc pour quelque
chose dans l'expression des passions fa-
milières, évidentes ou dissimulées.

CHAPITRE XIV.

DES SIGNES TIRÉS DE L'EXAMEN DES YEUX.

Nous allons maintenant étudier la partie la plus expressive et la plus importante de la physionomie : les yeux sont nommés avec raison par tous les peuples les miroirs les plus fidèles de l'âme.

C'est l'œil qui donne à la physionomie quasi toute son expression. Le reste du visage fût-il presque entièrement voilé et ne vît-on d'un homme que les yeux et leurs contours, on pourrait encore y lire l'état de son âme et la nature des passions qui l'émeuvent. Sans les yeux, au contraire, le visage n'exprime plus rien de précis, plus rien d'explosif; les autres

traits, il est vrai, sont encore mobiles et
changeants, mais ils semblent manquer
d'animation : on reconnaît bien encore
sur le visage les traits d'un être sensible
et intelligent ; mais dans les yeux, c'est
l'homme même, c'est son âme tout entière qui nous apparaît, et qui semble
communiquer avec tout notre être, et
comme sonder nos sentiments et nos secrets les plus cachés.

C'est par les yeux principalement qu'on
juge de la ressemblance et du vrai caractère de la physionomie : c'est par eux
qu'Hélène, dans l'*Odyssée*, reconnaît
aussitôt Télémaque pour le fils d'Ulysse.

L'absence du regard, chez les aveugles,
change entièrement leur physionomie, et
lui donne un aspect particulier et tout
à fait disgracieux, une laideur chez tous
uniforme, et bien différente de ce qu'on
voit chez les clairvoyants. Cette physionomie caractéristique des aveugles, des
aveugles-nés principalement, tient à plu-

sieurs causes dont voici les plus essentielles :

« ... D'abord la privation de la vue
produit dans toute leur personne un défaut d'aplomb, un décontenancement
aussi disgracieux qu'insolite. D'ailleurs,
comme c'est principalement par l'im-
pression de l'air sur la figure que les
aveugles acquièrent la connaissance des
lieux, ils projettent la face en avant, de
manière à augmenter beaucoup la proéminence toujours trop marquée du menton. Observez aussi que la cécité en eux
provenant souvent d'une petite vérole ma-
ligne, ces malheureux alors ont la peau
partout couturée : mais ce n'est pas tout !

» Qu'est-ce qui donne à la physionomie de l'homme cette expression d'intelligence et de sentiment qui en fait la
grâce et la beauté ? C'est non-seulement
ce sourire modéré qui suppose de l'esprit, ou qui atteste le bonheur et le justifie; ce n'est pas seulement l'éloquence

et la vivacité du regard : c'est, plus que
tout cela, une harmonie parfaite entre
les différentes parties de la physionomie.
Or c'est l'imitation qui fait acquérir
cette unité gracieuse, cette juste mesure
dans le jeu et la mobilité de chacun des
traits; et cette précieuse éducation, ce
sont les yeux, c'est l'attention du regard
qui la donnent.

» En outre, comme ils n'éprouvent de
l'amour que les grossiers appétits, et
qu'ils restent étrangers au désir aussi
bien qu'au pouvoir d'inspirer cette heureuse passion par les agréments qui la
font naître, les aveugles ne connaissent
de la beauté ni les divins caractères, ni
les enivrements. Ils restent tels que les
a faits la nature; énergiques, mais bruts
comme elle.

» Il est une autre cause qui disgracie
sensiblement la figure d'un aveugle : je
veux parler de l'excessive étroitesse de
leur front où les cheveux s'implantent

18.

fort bas, et jusqu'au voisinage du nez. Cette remarque m'a semblé d'autant plus importante et curieuse, que le front n'a cette exiguité qu'en ceux des aveugles qui n'ont jamais vu. J'en ai observé plusieurs qui n'étaient devenus aveugles qu'après l'âge de douze ans, et le front de ces derniers était presque entièrement comme le nôtre.

» Or, quelle que soit l'opinion qu'on se forme de la pensée, qu'on soit spiritualiste, galliste, ou cabanisien, toujours est-il qu'on ne peut refuser aux sens, au sens de la vue principalement, une puissante influence sur l'action des idées, sur le caractère de l'esprit ; il est évident que plus l'âme a d'organes ou d'instruments, plus son siége spécial, plus le cerveau doit avoir de volume. Ce volume du cerveau (on est d'accord à ce sujet) est toujours exactement proportionné à l'étendue de l'intelligence. Il est clair que quatre collecteurs, quatre

sens donnent moins d'idées que cinq :
il est également certain qu'il faut plus
de cerveau pour les idées provenant de
cinq sens, qu'il n'en faut pour les idées
de quatre sens*. »

Plusieurs moralistes, peu édifiés de la
sincérité humaine, ont énoncé le vœu que
l'homme portât constamment une fenêtre
transparente au cœur ; afin, disaient-ils,
qu'on y pût lire par quels sentiments et
quelles passions il est inspiré ou tourmenté. Mais, hélas! la chose serait insuffi-
sante : on ne verrait là que des fibres char-
nues occupées à mouvoir du sang, dont
elles-mêmes sont pénétrées. D'ailleurs,
cette fenêtre de l'âme, s'il est permis d'em-
ployer cette expression, existe en réalité :
ce sont nos yeux qui en tiennent lieu.
Plus ils sont visibles et transparents, plus

* Isid. Bourdon, *Physiologie médicale*, t I, liv. III,
chap. xx : *Histoire physique et morale des aveugles-nés*.
Paris, J.-B. Baillière.

l'homme tout entier, plus l'homme intérieur est à découvert.

Les personnes qui ont les yeux petits
et enfoncés, ceux-là voient et observent
souvent à la dérobée, et sont les plus ap-
tes à dissimuler et à feindre; celles, au
contraire, dont les yeux sont grands et
limpides, laissent deviner incontinent
tout ce qui se passe dans leur âme.

Le fripon, l'hypocrite, tous ceux qui
ont quelque intérêt à ne pas mettre leur
conscience à nu, ont bien soin de ne pas
regarder en face ceux qui les examinent
ou les interrogent.

En Chine, dit-on, les juges ne cherchent la vérité que dans les seuls regards des accusés : il est bien difficile,
en effet, que le criminel n'y laisse pas
voir son trouble, son embarras et ses
remords.

L'homme timide baisse ou détourne
aussi les yeux; soit qu'un regard pénétrant le trouble ou l'inquiète, soit qu'il

craigne de laisser lire dans ses yeux un sentiment qui pourrait déplaire ou offenser. La honte détourne les yeux vers la terre ; la fierté les détourne aussi, mais vers les cieux.

Voyez, au contraire, ceux qui aspirent à se communiquer leurs plus secrètes pensées, deux êtres qu'unit une parfaite intimité et une étroite sympathie! leurs regards se cherchent ; et dès qu'ils se rencontrent, tout est dit, tout est compris, les deux pensées dès-lors n'en font qu'une. Qui n'a pas connu, au moins une fois en sa vie, cette vive et charmante conversation des yeux! Qui n'a pas lu avec ivresse dans les regards de l'objet aimé, un reproche, un aveu, une promesse soudaine, un tendre souhait, un sacrifice consenti, et quelquefois un confiant abandon avec serment d'éternité !

Les yeux alors en disent plus que la parole, et ils le disent mieux. Et même ces diverses émotions de l'âme devien-

nent souvent aussi manifestes pour de
froids spectateurs, que pour celui qui
les fomente, qui les ressent ou les partage en silence ; silence délicieux, qui
prétend être discret quand il n'est qu'é-
loquent.

Il y a deux choses à observer dans
les yeux, comme signes physiognomoniques : leur forme et leur expression.

La forme des yeux est peu importante.
Nous avons vu toutefois qu'un des caractères de la race tartare-chinoise était d'a-
voir les yeux placés ou du moins voilés
obliquement, quoi qu'ait pu dire de contraire M. L. Gozlan. Chez les Européens,
au contraire, ils sont placés sur une même
ligne horizontale ; mais la grandeur apparente et la forme varient singulièrement.

Le globe de l'œil est toujours à peu
près le même ; c'est l'ouverture plus ou
moins considérable des paupières qui le
fait paraître plus ou moins grand, et cette
circonstance n'a aucun rapport avec l'es-

prit ou le caractère. On remarque cependant que des paupières épaisses et toujours à demi fermées dénotent un esprit paresseux et lent. Des yeux très-ouverts, et qui laissent voir le blanc de la sclérotique tout autour de la prunelle, indiquent en général un esprit bizarre, original, et parfois un commencement de folie : c'est quelquefois le signe aussi d'une maigreur extrême, et le fréquent effet d'un squirrhe du pylore.

Des yeux fendus en amande sont un indice de douceur et de sensibilité. Les personnes qui ont de petits yeux ronds, percés en vrille, comme on dit, sont ordinairement remarquables par la finesse et la vivacité de l'esprit, souvent même par une malignité satirique.

La saillie plus ou moins grande du globe de l'œil dépend du plus ou moins de développement de la portion du cerveau qui est placée derrière lui, sur la voûte de l'orbite; et comme, d'après Gall, cette

région du cerveau est le siége de la mémoire des mots, les hommes en qui domine cette mémoire philologique ont les
yeux saillants ou *à fleur de tête*.

La couleur des yeux fournit aussi quelques signes physionomiques. Les yeux
d'une couleur très-claire appartiennent,
en général, à des personnes douces, timides, peu réfléchies, mais spirituelles
et fines. Je fais observer en passant que
l'homme et le cheval sont les seuls animaux dont la couleur des yeux varie sensiblement entre individus.

Un œil noir ou brun dénote plus de
force et de courage, plus d'énergie et de
vivacité, plus de génie.

Les hommes, et la chose est rare, qui
ont les yeux rouges, à la manière des
Albinos, sont aussi faibles d'esprit que
de corps.

Mais c'est l'expression des yeux, ce
qu'on appelle le regard, qui est le signe
physionomique le plus important.

Un œil brillant et vif n'appartient guère qu'à un homme intelligent et spirituel; un tel homme peut avoir un regard habituellement distrait et incertain, un œil peu expressif; mais qu'il parle d'un sujet capable de remuer son cœur ou d'éveiller ses passions! alors son regard brille et s'anime, son œil pétille du même feu dont son âme est embrasée. Tel on voyait à la tribune Mirabeau promenant avec négligence, sur une assemblée attentive, un œil terne et à demi voilé : d'abord il laissait tomber lentement des phrases confuses ou embarrassées; puis, s'animant peu à peu de ses propres pensées et au seul retentissement de sa voix, et comme réveillé par les murmures de ses adversaires, on voyait tout à coup son regard étinceler, en même temps que les foudres de l'éloquence sortaient de ses lèvres brûlantes, inspirées par le génie de l'indépendance et de l'improvisation.

L'œil d'un insensé garde toujours à peu

19

près la même expression; il est terne et peu mobile : vingt regards d'un pareil être sont aussi insignifiants que cent mots sortis de sa bouche.

Pour peu qu'un homme ait d'esprit et de sensibilité, c'est d'abord dans ses yeux que l'on peut en voir la manifestation. Il faut désespérer du cœur de celui-là dont les yeux restent secs et inanimés au récit d'une grande infortune ou d'une belle action. Mais les larmes sont surtout à l'usage des femmes : elles leur servent à la fois, comme on l'a dit, de lance et de bouclier.

On conçoit mieux qu'on ne peut l'exprimer ce qui donne au regard l'expression de l'intelligence, de la pénétration. Les yeux d'un homme d'esprit prennent en un instant l'expression convenable aux circonstances et aux personnes au milieu desquelles il se trouve. L'homme dépourvu d'intelligence conserve un regard fixe et incertain, dont l'expression est presque toujours en désaccord avec les personnes et les circonstances.

L'œil, pour être expressif, doit être mobile ; mais une excessive mobilité annonce un esprit inquiet ou bizarre, et quelquefois dérangé ou malade.

Un œil brillant et humide, dont les paupières sont à demi fermées, est l'indice d'un tempérament voluptueux : c'est là l'expression la plus vraie de l'amour et du désir ; Guérin en a éternisé le modèle dans les beaux yeux de sa Didon.

Il est des yeux qui changent à chaque instant d'expression ; ils appartiennent à des personnes très-susceptibles, ou douées d'une vive imagination. Au reste, les yeux sont, de toutes les parties de la physionomie, celle dont le caractère varie le plus et le plus rapidement : la moindre émotion les fait changer ; ils conservent néanmoins, au milieu de toutes ces variations, un caractère particulier chez chaque individu.

Tout le monde sait distinguer un regard hardi ou timide, effronté ou modeste, dur ou caressant, bienveillant ou haineux et vindicatif : eh bien ! cette expression habituelle du regard est l'indice le plus certain du caractère. Il est extrêmement rare que celui-ci ne soit pas d'accord avec l'expression ordinaire et naturelle des yeux.

On lit encore plus facilement dans les yeux l'état actuel de l'âme, les sentiments et les passions qui l'agitent. Le courage les anime ; le désir les fait briller de mille feux ; la colère les enflamme ; la tristesse les éteint ; la frayeur les tient ouverts et immobiles. Les mêmes yeux, observés dans des circonstances diverses, offrent comme le panorama vivant de toutes les passions. Il a existé pour chacun de nous, quelques personnes dont les yeux ont plus appris et révélé, en quelques mois, sur la plupart des passions de l'âme, que n'aurait pu le faire une longue lecture de l'élégant et quelque peu superficiel Traité de M. Alibert, ou même de ceux d'Aristote, de Lavater ou de La Chambre. Il est vrai de dire que cette manière d'étudier le cœur humain a ses périls comme ses plaisirs.

CHAPITRE XV.

Il y a dans la figure humaine des traits mobiles et toujours changeants suivant l'état de l'âme, et des traits qui restent invariables quelles que soient les émotions du cœur; le nez est de cette dernière espèce. Que les lèvres expriment la gaieté par le sourire, la moquerie par une tension équivoque, ou le dédain par le froncement, le nez reste le même, toujours immobile. Spectateur muet et impassible, il se tient au milieu d'une scène passionnée sans lui-même s'émouvoir. Entouré d'acteurs expressifs, il leur prête sa froide assistance quant à l'effet qu'ils projettent, son énergie pour l'accomplir ou sa complaisance à le per-

mettre ; mais de rôle actif, il n'en a jamais.
Que la pièce soit tragique, comme dans
la colère, ou comique, comme dans l'ex-
plosion de la joie, il ne varie pour cela
ni son jeu ni sa contenance. Il conserve
toujours la pose du commandement, toujours l'immobilité de l'insouciance, de
l'incurie ou de la fermeté.

En faut-il conclure que le nez soit un
trait insignifiant pour juger à la première
vue du caractère des hommes ? Bien loin
de là ! c'est précisément parce qu'il ne
participe point de ces émotions fugaces
qui font de la figure humaine un tableau
si diversifié et si mobile, qu'il faut attacher plus d'importance aux renseignements qu'il fournit.

Le nez indique beaucoup moins les
émotions actuelles que la pente naturelle
de l'esprit, que l'énergie de la structure
et le genre du tempérament. C'est par
lui qu'on découvre la faiblesse ou l'énergie, la noblesse ou l'abjection, une sen-

sualité excessive ou l'assujettissement
des passions à une volonté plus forte
qu'elles. Mais il divulgue encore mieux
les penchants énergiques qui résultent
de l'organisation première que les goûts
versatiles qui naissent, après coup, de
l'éducation ou de l'exemple. Enfin il ne
révèle presque aucune des faiblesses ac-
quises ou des vertus de convention ; mais
il dénote avec quelque certitude quelle
est l'essence même du caractère individuel. Je vais en dire la cause.

Vers l'âge de treize à quatorze ans,
époque de la puberté, le nez prend le
développement et la forme qu'il conservera désormais sans variations. Il n'est
à vrai dire que le prolongement et comme
le dernier résultat du front, achevé plutôt que lui ; et il offre, ainsi que le front,
une sorte d'effigie de l'esprit et comme
un programme du caractère. Le nez et
le front sont presque toujours dans un
accord parfait; ce que l'un d'eux an-

nonce l'autre le confirme ; unanimes sont leurs décisions. Il est rare qu'un nez ignoble soit uni à un beau front intellectuel. Tel nez, tel front, tel esprit : cette règle a peu d'exceptions.

A quinze ans aussi la poitrine s'évase, la voix change et les sexes se caractérisent. Jusque-là il eût été impossible de prévoir quelle serait la forme du nez, ni quel en serait le volume. L'époque où il s'achève est donc celle où les sexes se dessinent, où le tempérament se forme, celle où le corps prend de la force ou bien reste faible pour toute la vie, de sorte que le nez se trouve contemporain des penchants, des passions, du tempérament, ainsi que de cette énergie corporelle qui, selon son degré, conserve toujours un si grand ascendant sur la conduite des hommes. Pourquoi donc s'étonnerait-on des précieuses indications que le nez fournit à certaines personnes qui déchiffrent une figure humaine beaucoup mieux qu'une chronique du moyen-âge ?

Voici au reste quelques-unes des formes qu'affecte le nez, et, à ce sujet, quelques conjectures que chacun pourra modifier à sa guise.

Les organisations les plus heureuses se font souvent par ces grands nez, aquilins ou non, formant environ le tiers de la face en hauteur et le quart de la totalité de la tête. Le beau ciel d'Athènes et de Rome, les mœurs républicaines, la vie des camps, du gymnase et de l'arène, rendaient ce caractère assez familier dans les physionomies grecques et romaines ; et même ces grands peuples, que nous choisîmes pour modèles tant que nous conservâmes la fière espérance de les surpasser, regardaient le nez dont il s'agit comme le seul compatible avec la majesté des dieux et des héros.

Toutefois il est rare de rencontrer, dans nos temps modernes, de ces nez perpendiculaires que les artistes grecs avaient coutume d'attribuer à leurs statues, et cela même serait un perfectionnement et un bonheur, s'il en fallait croire Lavater ; car cet auteur prétend qu'*un nez n'est physionomiquement bon, grand ou spirituel, qu'autant qu'il présente des inflexions douces, des ondulations légères ou des entailles plus ou moins marquées.* Il ajoute : *Où vous ne trouverez pas une petite inclinaison, une espèce d'enfoncement dans le passage du front au nez, à moins que le nez ne soit fortement recourbé, n'espérez pas découvrir le moindre caractère de noblesse et de grandeur.*

Les Perses attachaient tant d'importance au caractère dont nous parlons, au nez aquilin ou très-élevé, qu'ils n'auraient pas volontiers reconnu pour roi un prince qui en eût été privé. Voilà pourquoi des eunuques étaient spécialement

chargés de malaxer le nez des jeunes al-
tesses persanes.

On a remarqué des familles dont de
pareils nez formaient le caractère distinctif et héréditaire ; et cette transmission
d'une génération à l'autre s'observe principalement parmi les classes oisives et
polies, à qui un état de constante prospé-
rité donne le pouvoir de choisir leurs al-
liances et de jouir d'une vie sans entraves
ni vicissitudes. Justement ces personnes
pourvues d'un nez aquilin s'adonnent
bien rarement aux travaux corporels, par
lesquels l'organisation est presque toujours dégradée ; elles sont ordinairement
entreprenantes, ambitieuses à l'excès. La
famille des Borromée était dans ce cas, et
voilà ce qui faisait dire au chef de cette
maison, s'adressant à un de ses jeunes
parents encore plus remuant que tous
les autres : « Soyez éloquent et vertueux
tant que vous pourrez ; tâchez d'être savant, ce n'est pas l'affaire d'un jour ;

devenez érudit, à la bonne heure... Mais de grâce, mon cher ami, n'ayez pas l'ambition de devenir saint : la canonisation de votre cousin Charles a ruiné notre famille ! »

Un grand nez surmonté d'un front large et proéminent dont il est séparé par une légère échancrure, indique de la convoitise pour la puissance, la ferme volonté de surmonter les obstacles, et la persévérance nécessaire pour les combattre, mais non la circonspection qui les élude, ni la prudence qui les conjure et les déjoue : celui de Napoléon était de cette dernière espèce.

Lorsque les yeux se trouvent presque de niveau avec le nez, il est très-probable que l'esprit est faible, la volonté chancelante, le bon sens presque nul.

Le nez se trouvant directement continu au front, sans enfoncement ni dépression intermédiaires, est presque toujours l'indice de caprices puérils, d'une excessive

20

vanité, et quelquefois des vices et de la bassesse. Rien ne rend bas et rampant comme l'irrésistible besoin d'une puissance qu'on ne saurait conquérir soi-même. Ce sont les ambitions subalternes qui encouragent au despotisme et à la tyrannie : tel était le nez de Narcisse.

Un nez aquilin annonce en général de la hauteur et de l'ambition; c'est celui des bilieux et des mélancoliques. Avec de grands nez la barbe est ordinairement épaisse, les yeux sont noirs ou bruns, les cheveux noirs et rudes. La plupart des grands politiques, des plus célèbres ambitieux et beaucoup de grands poètes et d'illustres prosateurs, se sont fait remarquer par des nez d'une grande dimension : Cyrus, Constantin, Machiavel, Louis XI, Catilina, la plupart des écrivains du siècle de Louis XIV, Schiller, Cuvier, etc., etc.

Un nez médiocre et effilé est l'indice d'une vive sensibilité, de l'imagination

et de l'enthousiasme, quelquefois de la
finesse, de l'habileté et de l'astuce; tel
est celui des gens nerveux. Cependant
j'ai vu de gros nez se concilier avec une
habileté si grande qu'elle semblait mena-
cer les remparts de la probité.

Un nez court, ramassé, épais vers ses
ailes, pâle et boursouflé, est la menace et
souvent le signe d'un tempérament lymphatique, d'une constitution scrofuleuse.
Presque toujours ces nez écourtés et
épais s'associent à des yeux bleus, à de
grosses lèvres et à des cheveux blonds :
la barbe est alors ou nulle ou étiolée.
Des nez semblables annoncent peu d'é-
nergie, peu de constance, encore moins
de jugement; mais ils ne sont pas incom-
patibles avec un certain degré de mémoire
et d'imagination; et même, comme les
individus ainsi conformés sont presque
toujours souffrants, oisifs et sédentaires,
ils acquièrent parfois une expérience domestique assez précoce pour se faire con-

sidérer des leurs comme de petits phénomènes.

Le nez est souvent incliné à droite,
mais cela n'est d'aucune importance
quant au caractère; c'est le simple résultat de la préférence que nous donnons
presque tous, pour l'action, au bras du
côté droit : les gauchers ont le nez incliné à gauche.

Les grandes passions, aussi bien que
les maladies, amaigrissent la figure et
rendent ainsi le nez plus saillant; aussi
dit-on de celui dont les projets ont
échoué, dont l'ambition se trouve déçue :
« Il en aura un pied de nez! » Un pied,
c'est beaucoup; mais véritablement, le
nez alors paraît plus long.

Les nez que leur cloison mitoyenne
dépasse ostensiblement, tout en se pro-
longeant vers la bouche, indiquent presque toujours un égoïsme ou une sensualité tellement avide qu'on n'a nul besoin

du signe dont je parle pour les remarquer et les maudire.

Un nez dont la racine est enfoncée et le bout gros et retroussé, dénote peu de sagacité, peu de grandeur, mais en revanche beaucoup d'opiniâtreté et une grande propension à la jalousie.

Si le nez penche vers la bouche et s'incline vers la tombe, comme dirait M. de Chateaubriand, cela indique, non pas de la résignation, comme le croit l'auteur d'Atala, mais des pensées essentiellement terrestres.

Des plis parallèles, qui serpentent sur les côtés du nez, désignent presque toujours de l'hypocondrie, de l'opiniâtreté ou de la misanthropie, et souvent une malice timide qui, n'osant parler, s'en venge par des malices et des grimaces.

Les gens timides, les maniaques, et les hommes que préoccupent de vives sollicitudes ou des méditations profondes, contractent quelquefois l'habitude de

froncer le bout du nez d'une manière insolite; d'autres relèvent en même temps
la tête et la lèvre du même côté; d'autres
font entendre machinalement un petit
cri, sans signification ni conséquence.

Beaucoup de femmes ont souvent les
deux ailes du nez excessivement mobiles.
Dans les rôles de Phèdre et d'Hermione,
la célèbre actrice, mademoiselle Duches-
nois, tire un grand parti de cette disposition; elle ajoute même un autre
caractère vrai à l'effervescente passion
qu'elle exprime, en respirant alors uniquement par le nez, comme dans les
sanglots (ceci a été écrit en 1830).

Les hommes colères ont la plupart le
nez court et subitement arrondi, ou un
peu retroussé, avec des sourcils épais et
désordonnés.

Un nez retroussé, qui n'est en désaccord ni avec la bouche ni avec les yeux,
est l'indice rarement trompeur d'un caractère sensuel. Socrate avait un nez

retroussé, notre célèbre Gall aussi ; et ces philosophes, trop bien traités par la nature pour se plaindre de ses dons, ne démentaient point le présage que l'on tirait d'un de leurs défauts.

Un petit nez retroussé, de très-petits yeux et des sourcils saillants, en voilà assez pour caractériser un homme hostile, processif et gratuitement méchant. Les gens de cette espèce aliéneraient leur bonheur pour un mot sanglant, leur famille pour une malice ; ils ont aussi des louanges fardées pour ceux qui les écoutent, pour les absents sont les censures. J'en connais qui ont perdu, pour une épigramme, un poste important qu'ils devaient à un madrigal.

Les Tartares ont de même le nez excessivement court et l'humeur hostile. Peut-être est-ce à cause de cela que le fertile plateau qu'ils habitent a été tant de fois pris et repris par d'illustres capitaines, leurs tyrans.

Les nez aplatis, écrasés annoncent des infirmités graves toutes les fois qu'ils ne résultent pas d'un accident ou d'une maladie. Cette conformation du nez, si vicieuse à nos yeux, est considérée comme une beauté parmi les Hottentots ; ces peuples emploient même des moyens artificiels pour produire cette difformité, qui leur semble un ornement enviable.

D'autres peuples ont pensé très-différemment. Les Hébreux excluaient du sacerdoce ceux d'entre eux qui avaient le nez contrefait, et les Égyptiens condamnaient les femmes adultères à avoir le nez coupé.

CHAPITRE XVI.

DES SIGNES TIRÉS DE L'EXAMEN DE LA BOUCHE.

La bouche est une des parties les plus mobiles de la figure : c'est le siége principal du sourire, ce plissement léger et si expressif de la physionomie. Mais sa forme même, le volume et la disposition des lèvres, peuvent fournir au physionomiste quelques renseignements utiles.

Une bouche régulière et belle peut se rencontrer chez des personnes de divers caractères, et aussi peu semblables sous le rapport de leurs goûts et de leurs passions ; mais elle annonce presque toujours quelque chose de bon , de noble ou de grand. Ceux qui ont une telle bouche ou sont peu tourmentés par de violentes passions, ou ont assez de vouloir pour les

maîtriser. Au contraire, l'irrégularité de
la bouche est souvent un signe de bassesse ou de méchanceté ; on la trouve
assez fréquemment contrefaite en ceux
dont les passions sont impétueuses et
désordonnées.

Des lèvres étroites et pincées peuvent
appartenir à un homme d'esprit, mais
rarement à un homme vraiment bon ;
c'est un signe de finesse, de ruse, et quelquefois d'astuce, de malignité ou d'é-
goïsme.

De grosses lèvres, toujours écartées et
béantes, donnent à la bouche un aspect
tout opposé, et l'on observe presque toujours la même opposition dans le caractère. Qu'on ne cherche pas un homme
fin et rusé, un esprit habile et fécond en
expédients, parmi ceux qui ont ainsi la
bouche habituellement entr'ouverte. Les
filous qui exploitent Paris en plein vent
n'ont pas manqué de faire cette remarque : en physionomistes experts, ils s'a-

dressent avec prédilection aux gens qui
admirent, bouche béante, les curiosités
de la grande ville.

Des lèvres pleines, fraîches et vermeilles, annoncent de la jeunesse et de la
santé : une telle bouche a toujours été
regardée comme le signe certain d'une
grande propension aux plaisirs de l'a-
mour. C'est que, sans même recourir aux
causes finales, jeunesse, amour et santé
sont d'ordinaire choses inséparables : où
l'une existe, on est à peu près sûr de rencontrer l'autre ; et tout ce qui témoigne
d'une santé florissante, est en même temps
un signe de sensualité. Les deux sexes,
qui sous ce rapport sont si bons juges l'un
de l'autre, ne s'y trompent jamais. Qui
ne connaît le charme attrayant de deux
lèvres de roses ? Quel poëte n'a pas chanté
la bouche de corail de sa maîtresse ? Si
une bouche fraîche et vermeille inspire
si irrésistiblement l'amour, c'est que l'on
juge disposée elle-même à ressentir l'a-

mour toute femme qu'une bouche ainsi
faite embellit. Au contraire, une bouche
fanée, des lèvres flétries, n'inspirent que
l'indifférence et l'abandon ; elles annoncent ou de la faiblesse ou le règne fatigué
des plaisirs : il faut à l'amour, ainsi qu'au
papillon, comme disent les vieux poètes
et Lavater, des corolles resplendissantes
de coloris et de fraîcheur.

Il existe aussi un très-grand rapport
entre la bouche et des organes plus
mystérieux. La loi de coexistence est
vraie dans ce cas comme en tant d'autres.

Les personnes d'un tempérament lymphatique ont la lèvre supérieure grosse
et comme tuméfiée : une bouche ainsi
disposée est donc un signe de faiblesse ;
elle annonce un caractère timide et sans
énergie.

Au contraire, la lèvre inférieure se
trouvant plus avancée que la supérieure,
indique le dédain et la fierté, le senti-

ment intime de la force et de la supériorité. Les hommes de génie, les philosophes, qui se sentent placés de tout un
ciel au-dessus du vulgaire, dont ils regardent en pitié les préjugés et les sot-
tises, avancent ainsi, mais presque toujours instinctivement, la lèvre inférieure.

Cette lèvre est-elle portée encore plus
en avant et presque pendante, c'est un signe de faiblesse ou d'insouciance.

Tout le monde sait en quoi consiste ce
doux frémissement des lèvres que l'on a
nommé sourire : c'est l'expression la plus
fine de la physionomie ; elle n'appartient
qu'à l'homme civilisé et même le plus
civilisé ; car on ne peut pas nommer sourire, certaines grimaces affectées qui
enlaidissent encore de disgracieux visages.

L'homme grossier ou borné rit beaucoup : il rit même sans motif et souvent
aux éclats ; mais il ne sait pas sourire.

L'homme judicieux rit peu et sans bruit ;
il se contente de froncer doucement les
lèvres. Il en est de même de l'homme du
monde : mais celui-ci s'habitue souvent à
un sourire banal, pour ainsi dire ; et
cette fine grimace, il l'applique à toutes
les circonstances ; tandis que l'homme
d'esprit ne sourit qu'à propos, avec re-
tenue et discrétion.

Celui qui ne sourit jamais est un homme
insensible ou méchant, abruti ou profondément blasé.

Celui qui a toujours le sourire sur les
lèvres est un homme faible, complaisant
ou trompeur.

Le vrai sourire, non celui qui est un
mouvement automatique et invariable,
mais celui qui exprime quelque sentiment délicat, en un mot le sourire qui
est d'accord avec la pensée, n'appartient
qu'aux hommes capables de réflexion,
aux hommes dont l'esprit a été long-
temps cultivé : ce n'est pas là, comme

on pourrait le croire, un signe d'irré-
flexion et de gaieté, c'est plutôt un signe
de sagesse, et souvent même de mélancolie.

Les enfants rient beaucoup, mais ils
sourient rarement.

Le rire exprime l'état de bien-être des
organes, la joie matérielle, pour ainsi
dire; le sourire sert d'expression à la
pensée, c'est le rire de l'esprit.

CHAPITRE XVII.

DES SIGNES TIRÉS DE L'EXAMEN DU MENTON.

Nous n'avons que peu de chose à dire du menton, considéré comme partie expressive de la physionomie. On doit remarquer cependant que l'homme est le seul des animaux qui ait un véritable menton. Les Nègres l'ont moins saillant que les hommes des autres races, et surtout que les Européens. Aussi un menton un peu avancé et une bouche rentrante, donnent beaucoup de noblesse à la physionomie ; les artistes grecs avaient bien fait cette observation. Les têtes de leurs dieux offrent toutes cette disposition favorable du menton et de la bouche : la chose est surtout remarquable sur la face du Jupiter Olympien, lequel réunit d'ailleurs tous les caractères de la grandeur et de la majesté. Un menton plus avancé que la bouche, est un signe de force et d'énergie.

Un menton pointu et saillant, un menton de *galoche*, comme on le nomme, indique souvent un esprit délié, plein de ressources, et quelquefois même un peu empreint de malice.

Au contraire, un menton reculé en arrière, alors même qu'il se rencontre chez des personnes spirituelles, indique presque toujours un caractère tranquille et doux.

Pour qu'un menton prononcé et un peu saillant donne de la noblesse à la physionomie, il faut toutefois que la forme en soit gracieuse et bien proportionnée. Un gros menton bien massif produit un effet tout opposé : on le nomme alors *mâchoire* ou *ganache ;* et le sens figuré qu'on a habitué d'attacher à ces noms donne une idée assez exacte de l'intelligence aussi bien que du caractère de tout homme ainsi conformé.

Une bouche entr'ouverte dénote, ou un homme très-attentif, ou une personne affectée de rhume ou de polypes, ou un niais que tout étonne et qui admire, ou bien un homme méditatif qui pense à tout, hormis à lui-même. On ouvre machinalement la bouche pour admirer un tableau de Girodet ou d'Ingres, tout aussi bien que pour ouïr un air délicieux d'Auber ou de Rossini. Il suffit d'avoir contracté l'habitude de travailler la nuit, pour avoir de la propension à tenir ainsi la bouche béante.

Disons aussi qu'on peut juger du bassin par le menton ; le développement de ces deux parties est, en effet, simultané, et assez ordinairement proportionné l'un à l'autre.

CHAPITRE XVIII.

Nous venons d'examiner en détail les principaux traits de la physionomie; il nous reste à faire quelques remarques sur la face considérée dans son ensemble.

Un visage plein et bon à voir, un teint frais et coloré, ce qu'on nomme vulgairement une *bonne figure,* appartient en général à des hommes peu passionnés, plus amis des plaisirs que des réflexions sérieuses, incapables de grandes choses, mais susceptibles de bonnes actions; frivoles, mais peu vicieux et sans méchanceté. Il faut cependant que d'autres signes viennent confirmer ce premier aperçu, car il n'est pas impossible de

voir des hommes doués de grandes qualités, des hommes de génie même, avec
un visage gras et plein. L'Empereur en
était un exemple.

Il faut toutefois remarquer que la face
de Napoléon était maigre et have à l'é-
poque la plus glorieuse de sa vie.

Une face ovale et allongée, des joues
creuses, un teint pâle ou brun sont autant de signes qui se rencontrent ordinairement chez des hommes spirituels et
fins, chez ceux qui préfèrent les occupations de l'esprit aux plaisirs des sens;
chez des hommes doués d'un caractère
et de passions énergiques (Bonaparte,
Voltaire, etc.).

Des traits délicats et peu prononcés,
des formes arrondies et gracieuses, tel
est en général le visage des femmes : les
hommes en qui l'on voit des traits semblables, ont souvent aussi la faiblesse et
la douceur de l'autre sexe. Au contraire,
de grands traits, un visage sillonné de

profondes empreintes, s'ils n'annoncent pas toujours un esprit supérieur, indiquent du moins l'existence de passions fortes et d'un caractère prononcé. Les femmes qui ont des *traits mâles* ont presque toujours aussi, dans le caractère, quelque chose d'énergique et de viril.

Deux parties distinctes forment la tête : le crâne et la face proprement dite. De la combinaison et du rapport différent de ces deux parties, résultent deux caractères opposés de la physionomie.

Un vaste crâne et une petite face donnent un air spirituel et fin. Une pareille tête est presque toujours le partage ou d'un savant distingué ou d'un ingénieux littérateur, ou d'un artiste remarquable (Voltaire, Lamennais, Girodet).

Un petit crâne et une grosse face communiquent à la physionomie un aspect tout contraire, et lui donnent même souvent quelque ressemblance avec la tête des animaux : cela apparaît surtout chez les manœuvres et les hommes de peine, qui font plutôt usage de leur force corporelle que des facultés de l'esprit. Parfois aussi on peut faire pareille remarque chez des personnages d'un rang élevé, lesquels, grâce aux largesses du sort ou de la faveur, doucement écrasés d'oisives sinécures, n'ont besoin, pour jouir d'une vie délicieuse, ni de fatiguer leurs membres indolents, ni de mettre à la torture un esprit paresseux et d'ailleurs fort contestable.

Tous les traits peuvent être plus ou moins mobiles. Un visage impassible et muet appartient ou à un idiot, ou à un homme d'un esprit très-supérieur ; mais, chez celui-là, rien ne peut donner le mouvement et la vie aux fibres molles et apathiques de la face. L'insensé conserve constamment le même visage à la vue d'un pressant danger, comme au milieu des plus grands sujets de joie; et cela vient de ce qu'il est à peine accessible à tout ce qui a coutume d'émouvoir le cœur humain. Mais si le visage d'un homme supérieur est habituellement froid et immobile, ce n'est pas qu'il soit incapable d'expression, c'est plutôt qu'un tel homme devenu peu impressionnable reste maître de ses moindres mouvements, et ne laisse lire sur son visage que ce qu'il veut qu'on y aperçoive : ses traits n'expriment rien de ce qu'il a décidé de taire.

Cette immobilité du visage chez des hommes doués de facultés éminentes dépend encore d'une autre cause : renfermés en eux-mêmes, préoccupés de leurs propres pensées et de leurs profonds desseins, ils voient à peine ce qui se passe autour d'eux; les choses du dehors viennent frapper leurs sens sans les émouvoir; leur œil distrait et rêveur ne se fixe sur aucun objet; ils suivent le cours de leurs réflexions, sans entendre les sons qui retentissent à l'oreille : enfin leurs sens ne s'éveillent, et leurs traits ne s'animent, qu'autant que la volonté a donné le signal. C'est ainsi qu'Archimède continuait de chercher la solution d'un problème difficile au sein bruyant d'une ville prise d'assaut ; c'est ainsi que La Fontaine continuait à s'entretenir avec dame belette ou maître renard, sans s'apercevoir qu'une pluie d'orage avait pénétré ses vêtements.

Au contraire, les hommes d'un esprit superficiel, et d'un caractère léger, ont les traits de la face extrêmement mobiles ; ils ne peuvent rien cacher de ce qu'ils éprouvent ; ils rient ou pleurent pour le plus léger motif, et souvent pour des sujets imaginaires. Leur physionomie reflète, pour ainsi dire, tous les événements grands ou petits qui se passent autour d'eux : et cette extrême susceptibilité est presque toujours un indice de la faiblesse du caractère.

C'est par une cause analogue que l'homme profond parle peu, tandis que l'homme superficiel parle sans relâche sinon sans ennui : l'un réfléchit avant d'agir, l'autre agit ou parle avant de penser; celui-ci laisse parler continuellement son visage comme ses lèvres, tandis que celui-là sait également leur imposer silence et les maîtriser.

CHAPITRE XIX.

RESSEMBLANCE DE L'HOMME AVEC CERTAINS ANIMAUX.

L'ensemble de la physionomie offre quelquefois un caractère particulier que l'on a comparé à la face de certains animaux; et l'on a prétendu que l'homme qui offre cette ressemblance physique, a quelque chose aussi, presque toujours, des qualités et des instincts de ces êtres si inférieurs à lui.

Cette analogie entre la face de certains hommes et celle de certains animaux a effectivement quelque réalité; mais nous croyons que, dans le plus grand nombre des cas, elle a peu de rapports avec les facultés morales et intellectuelles. Nous ne disons pas que ces rapports n'existent *jamais*, par la raison que cette ressemblance, si elle provient d'une conformité du crâne, entraîne ordinairement à sa suite une conformité pareille pour certains penchants ou appétits, aussi bien que pour le caractère.

On voit des hommes à figure d'aigle ; par exemple, le grand Condé et Bernadotte offrent une ressemblance de cette espèce. Cette similitude dépend principalement de la configuration du nez en forme de bec ; elle est due aussi aux yeux, qui sont vifs, étincelants ; et au menton, alors fort reculé en arrière. Ces hommes sont hardis, entreprenants, énergiques, et c'est en ce point surtout que la ressemblance est irrécusable.

D'autres ont la face fine et effilée du renard (Voltaire, Lamennais, Villèle, Lavater, Johanno) : et alors l'air spirituel, ingénieux ou matois, qui domine sur ces physionomies, dépend certainement des coexistences que nous

avons précédemment indiquées, plutôt
que de cette ressemblance fortuite avec
le plus avisé et le plus expéditif des animaux.

Chez d'autres individus on trouve quelque chose de la tête carrée et mas-
sive du cheval et du taureau. Si de tels
hommes se distinguent plutôt par la force
corporelle que par la supériorité de l'esprit, on peut en trouver la cause dans la
masse des mâchoires comparée à l'aire
du crâne, sans être obligé de recourir à
une ressemblance tout-à-fait superficielle
et insignifiante, et presque toujours su-
perstitieuse.

Quelques hommes ont une tête assez
semblable à celle du chat ou du tigre,
courte, ronde, terminée en avant par un
petit museau. Cette forme de la tête dépend, chez les animaux comme chez
l'homme, de l'excessive largeur du crâne
au-dessus des oreilles; et comme, d'après
Gall, cette disposition du crâne est due

au développement extraordinaire de l'organe du meurtre, il est possible que quelquefois l'homme à face de tigre ait de même l'instinct sanguinaire de cet animal. Au moins est-il certain que la tête de Robespierre offre un exemple assez remarquable d'une pareille ressemblance.

Porta prétendait que Platon ressemblait à un chien de chasse : comment s'étonner d'après cela, disait-il, de l'esprit investigateur et de la rare sagacité de Platon !

Des traits réguliers, une belle figure, n'annoncent pas toujours, malheureusement, une âme vertueuse et noble; le vice et le crime se cachent quelquefois sous les traits les plus séduisants. En y regardant de près cependant, en étudiant l'expression d'une belle figure, si elle appartient à un méchant, on découvre ordinairement dans les yeux quelque chose de faux ou d'égaré : la bouche est quelquefois déformée par des mouvements presque convulsifs ; enfin une expression indéfinissable, souvent rapide comme l'éclair, laisse apercevoir soudainement toute la difformité du vice.

Des traits ignobles et repoussants cachent bien rarement une âme grande et belle. On ne peut guère se tromper en prenant pour un monstre l'homme qui porte la physionomie de Marat. Après la première visite de sir Hudson-Lowe, Napoléon s'écria : *Cet homme a la cruauté empreinte sur la figure!* Il faut ajouter qu'une prévention chagrine était pour beaucoup dans un pareil jugement.

Il est essentiel de remarquer que l'imitation va quelquefois, tant son influence est puissante, jusqu'à produire une certaine ressemblance entre personnes vivant constamment ensemble. Mais il n'en faut rien conclure d'absolu quant au moral.

CHAPITRE XX.

FRANCHISE OU FAUSSETÉ DE LA PHYSIONOMIE HUMAINE.

On dit qu'une physionomie est franche, quand elle est l'interprète fidèle du caractère et des passions, et quand tous les traits concourent avec harmonie à la même expression. Mais la figure peut exprimer la méchanceté tout aussi franchement que la bonté et la douceur.

La physionomie est fausse, au contraire, lorsque la volonté s'applique à mettre le visage en opposition avec l'état habituel de l'âme : si elle y réussit complétement, alors l'hypocrisie est parfaite, et la fausseté peut échapper aux yeux du meilleur observateur. Mais comme il est fort difficile de faire toujours exprimer à la physionomie le contraire de ce qu'on devrait y lire, on reconnaît d'ordinaire un visage faux à l'expression discordante ou variable des différents traits dont il se compose. Par exemple, la bouche s'efforce de sourire, tandis que les yeux expriment la colère ou le dédain; le regard est doux et flatteur, et l'orgueil contracte les lèvres : enfin on découvre sur le visage la frayeur, que déguise mal une apparente sécurité; la méchanceté, qu'on essaie vainement de dissimuler sous un faux air de bonhomie; l'ironie ou le cynisme, qui perce à travers une feinte simplicité; et mille autres contrastes plus ou moins manifestes et blessants.

Toutes les fois que l'on retrouve ce défaut d'harmonie entre les traits du visage, on est porté à l'attribuer à la même cause, c'est-à-dire à la fausseté, à la feinte, à la dissimulation. Toutefois, il faut le dire, une telle conséquence n'est pas toujours vraie : un œil louche, par exemple, donne quelque chose de faux à la physionomie; et cependant cette fausseté n'est qu'apparente, l'âme y reste étrangère. Ajoutons qu'il est des individus à qui il est naturel de paraître faux.

La joie, le contentement, toutes les passions gaies, relèvent et épanouissent les traits. Le chagrin, la douleur, les passions tristes et haineuses, les contractent et les attirent, en les ridant, vers le menton.

CHAPITRE XXI.

DU VOLUME DE LA TÊTE CONSIDÉRÉ COMME MOYEN D'ÉVALUER L'INÉGALITÉ DE L'INTELLIGENCE PARMI LES HOMMES.

Du jour où l'on se convainquit que le cerveau est l'instrument de l'intelligence, on dut rechercher par toutes les voies imaginables si l'intelligence est toujours proportionnée à l'étendue du cerveau ; et l'on s'appliqua, comme nous l'avons dit, à juger du volume et de la configuration du cerveau par l'examen de son enveloppe osseuse. Or, voici ce qu'on observa : c'est qu'avec un crâne au-dessous de certaines dimensions on reste nécessairemeut insensé, et que la plupart des idiots paraissent devoir leur incapacité à cette excessive exiguité du

crâne, le reste de leur organisation ne
diffèrant nullement de l'organisation des
autres hommes. Au contraire, les hommes supérieurs ont un crâne souvent
énorme; chose connue des artistes de
tous les temps, ainsi qu'on le voit par
l'image qu'ils ont laissée des plus grands
hommes leurs contemporains*.

Il paraît aussi que plus la civilisation
des peuples est avancée, et plus les crânes humains sont volumineux; soit que
l'accroissement du cerveau dépende d'une
culture plus assidue de l'esprit, soit
qu'une plus grande activité de la pensée
soit favorisée ou commandée par des organes plus accrus. On est porté à croire
que le premier de ces deux effets engendre l'autre, et que tous les deux ensuite
réagissent l'un sur l'autre et s'influen-
cent mutuellement. Un grand nombre

* Les poètes et les philosophes anciens n'ignoraient pas
ce fait. On peut s'en convaincre par le second chant de
l'*Iliade*.

de faits tirés de l'histoire des nations et des récits avérés des voyageurs, mettent hors de doute cette corrélation d'une civilisation progressive avec un plus grand accroissement du cerveau des peuples. J'en trouve un exemple assez curieux dans les *Mémoires de l'Institut de France* * : un négociant de Paris avait reçu une commande considérable de chapeaux pour je ne sais quelle peuplade encore peu civilisée de l'Amérique. Cet homme envoya des chapeaux de toutes formes, et sur les modèles en usage alors chez les Français. Mais bientôt ses caisses lui revinrent sans mécompte : les têtes d'un pays à demi barbare ne pouvaient s'adapter à ces coiffures d'un peuple mûr et penseur.

Ceci conduit à d'intéressantes remarques sur les climats. Les régions tem-

---

* *Mémoires* de M. Denon. Les Anglais ont fait des remarques analogues.

pérées, outre les avantages qu'elles ont
quant à l'énergie corporelle et à la santé
des peuples, produisent un autre bienfait
quant au développement du corps et en
particulier du cerveau. Les climats doux
et tempérés ne hâtent et n'abrégent point
la crue comme les climats plus chauds ;
ils ne l'entravent et ne l'arrêtent point
non plus comme les climats glacés : or
cette crue plus lente et plus graduelle
des organes fait que le cerveau se développe tranquillement à mesure que l'é-
ducation se perfectionne. Mais comme
dans les climats extrêmes cette crue est
ou arrêtée ou achevée de bonne heure,
cela même rend l'intelligence et plus in-
culte et plus pauvre, et le cerveau plus
exigu. Ainsi donc la même cause qui ac-
croît la supériorité de l'homme sur les
animaux, produit également l'inégalité
des peuples entre eux : je veux parler
de la durée différente de l'accroissement
et de l'enfance.

Mais si une tête volumineuse est l'indice probable du génie, d'où vient donc qu'une pareille tête ne passe point pour un des caractères de la beauté? d'où vient même que les préjugés des peuples sont si prononcés à cet égard, que les statuaires grecs se virent obligés de représenter Périclès le front couvert d'un casque, afin de dissimuler aux regards du vulgaire le crâne énorme d'un homme admiré? D'où vient que la Vénus de Médicis a une tête si exiguë, et que le sobriquet de *grosse-tête* soit, chez la plupart des nations, une extrême injure? Ceci demande explication.

D'abord on confond souvent et mal à propos ensemble, et le grand volume de la face et le grand volume du crâne : or, la première de ces dispositions est aussi défavorable à l'intelligence que l'autre lui est propice : ce sont là des caractères d'un augure absolument opposé. D'ailleurs, les sens sont les premiers juges de

la beauté, et des juges pleins de préjugés et de préventions. Ils s'enquièrent
des justes proportions des traits et de
leur arrangement symétrique, beaucoup
plus que des qualités qui s'y trouvent
attachées ou qu'ils supposent. Or rien
ne nuit à la gracieuse harmonie d'une
tête humaine comme un front trop vaste,
comme un crâne trop spacieux. Le front
de Napoléon, par exemple, était d'une
largeur démesurée, et cela jurait visiblement avec des traits moins saillants qu'a-
gréables. Il en est de même du front
proverbial de M. Hugo. Les indices du
génie ne sont donc pas tous indistincte-
ment des caractères de la beauté physique.

Il est une autre remarque plus importante. Si les hommes réunis en société
avaient à tenir compte des qualités morales que supposent les traits de la physionomie, si cette idée morale devait être
mise au rang des caractères de la beauté;

alors même, ils ne priseraient guère les indices du génie. Qu'importe le génie, dans l'état d'obscure médiocrité où vit la multitude? le bonheur des masses résultant de l'égalité de tous, de la liberté de chacun, les peuples doivent priser, hors d'eux, tous les dons médiocres qui assurent l'indépendance de chaque homme. Les caractères du génie ne sauraient donc entrer dans l'idée commune de la beauté, puisqu'ils annoncent la première des supériorités, et font craindre la perte des biens d'où dérive le bonheur public. Car la puissance veut commander, et une obéissance trop docile peut conduire à la servitude.

Ajoutez que la supériorité de l'esprit porte à penser beaucoup plus qu'à agir. La pensée entraîne à sa suite l'oisiveté corporelle * ; et comme le génie suppose de grands besoins et de grandes passions,

---

* Un grand front annonce de l'enthousiasme et de la paresse, dit Aristote.

il faut à l'homme d'une grande capacité
le dévouement ou la dépendance de plusieurs. Tandis qu'il pense pour les autres, il faut que les autres travaillent
pour lui. Nouvelle cause d'inégalité
parmi les hommes, nouveau motif de
cette prévention défavorable qui s'attache toujours, même à l'insu de chacun,
aux indices de toute supériorité morale.
D'ailleurs les hommes supérieurs ne sont
pas toujours aussi bienveillants ni aussi
sociables que les hommes ordinaires.
L'habitude de la retraite et de l'isolement, l'insouciance des choses mesquines, le dédain non affecté mais si naturel de la tourbe qui vit pour vivre, et
qui ne naît que pour se tourmenter,
puis mourir; tout cela les rend généralement peu recherchés comme égaux.
Aussi n'apprécie-t-on bien les hommes
supérieurs que comme chefs, c'est-à-
dire à leur place. Ce sont comme des
statues, qui, pour s'animer, ont besoin

23.

d'un piédestal exhaussé. Tel homme qu'on dédaignait pour égal, on l'encensera supérieur ! Nous n'estimons guère que ce dont la grandeur ne peut nous préjudicier; et nous envions, sans lui rendre autrement hommage, celle qui nous écrase. Voilà ce qui nous rend si bons juges des morts, juges si partiaux des vivants. Nous dénigrons souvent, pour le trop redouter, le mérite qui pourrait nuire : rien de ce qui blesse l'orgueil ne saurait plaire *.

Voilà bien des raisons pour établir une dissidence manifeste entre les caractères d'une haute intelligence et ceux de la beauté.

---

* Presque tout ce chapitre est extrait de notre *Physiologie médicale*.

CHAPITRE XXII.

QUELQUES MOTS SUR LA CHIROMANCIE.

Ce mot de chiromancie vient de deux mots grecs, dont l'un signifie *main,* et l'autre *signe, présage, art de deviner.* La chiromancie est en effet l'art de juger et d'augurer des hommes d'après l'aspect de la main. Moyen d'imposture et aliment de superstition envers l'ignorance crédule, la chiromancie a plus d'une fois fourni des dupes aux charlatans. Toutefois, cet instrument de fourberie ou de déception peut devenir la source d'utiles révélations et de renseignements véridiques. On ne doit pas se cacher qu'il y a de tout l'homme dans chacune de ses parties. Il est certain que les actions les plus habituelles laissent des traces dans les organes, et qu'on peut, d'après les habitudes, juger de la position sociale ainsi que de la tendance du caractère individuel. Ce n'est pas parce qu'on a la main configurée de telle manière, ridée, plissée, veinée, lisse ou dentelée en réseau, douce ou rude, calleuse ou veloutée, qu'on a telle passion, tel tempérament, telle maladie, telle aptitude ou tel caractère; mais il n'est pas une seule de ces choses qui ne rejaillisse de près ou de loin sur la main, et qui n'y laisse une sorte de cachet facile à reconnaître pour quiconque en fait un objet d'étude; et cette empreinte, dont l'origine est fugace, finit par devenir indélébile.

La question ainsi posée, tâchons d'oublier l'ancienne chiromancie tout comme l'astrologie, qui l'avait associée à ses mensonges, car il n'existe plus aujourd'hui ni *astrologie* ni *sorcellerie*. Nous avons, au lieu de cela, une *astronomie* qui sait le cours des astres, une *physique*

qui étudie avec sévérité la nature morte,
et enfin une *physiologie* qui explique et
parfois approfondit la nature vivante.

Si donc nous ne croyons plus à la chiromancie telle que l'entendaient Agrippa,
Albert-le-Grand ou de La Chambre,
nous ne nions pas pour cela la multitude de conjectures que l'étude attentive
de la main peut motiver sans trop d'erreur. En supposant que nous en vins-
sions un jour à faire de la morale et de
la physiologie comme les Orientaux font
presque toujours la médecine, c'est-à-
dire à juger de toute une personne d'a-
près l'une de ses mains, cet examen si
restreint nous fournirait encore de nombreux présages. D'après la main nous
jugerions aisément du sexe et de l'âge
des personnes ; la main de l'enfant diffère
autant de celle de l'adulte que la main de
la femme diffère de celle de l'homme. Les
poils désignent la force, et quelquefois
l'âge et de certaines passions ; leur cou-

leur, non moins que celle de la peau, indique assez précisément si la constitution est lymphatique ou musculaire, si le tempérament est bilieux ou sanguin. Le pouls témoigne de l'énergie du cœur, et son degré de fréquence peut donner la mesure de la santé, et quelquefois même la mesure des impressions morales. La saillie des veines dénote ordinairement de grands travaux, des habitudes mercenaires, une grande maigreur, des poumons engorgés et gênés, une tumeur ou des cicatrices vers les aisselles, et quelquefois de grands chagrins, une maladie du cœur ou de la misère. Quant à ces lignes du creux de la main qui ont reçu les noms de *lignes de vie*, etc., et auxquelles Aristote lui-même attachait quelque importance, elles proviennent principalement de la contraction des muscles, à l'énergie desquels leur profondeur est en conséquence proportionnée ; d'où il suit que le degré de manifestation de ces lignes sert à faire augurer de la longévité des personnes. Cardan affirme que de quarante-cinq individus à qui un nommé Coclès avait prédit une mort violente, d'après ces lignes, quarante-trois en effet avaient péri de manière à confirmer le présage.

Uniquement d'après certaines callosités ou maculations des mains, on peut dire si un homme est gaucher ou s'il ne l'est pas, s'il est oisif ou s'il travaille, s'il joue au billard, s'il porte canne, s'il est homme d'étude ou de cabinet. Après avoir vu son pouce gauche et son doigt médius droit, on doit deviner s'il écrit beaucoup. Le forgeron, le cordonnier, le teinturier, le tailleur et la modiste, l'imprimeur en caractères, l'homme de lettres, et vingt autres positions sociales, portent aux mains le cachet irréfragable de leurs occupations habituelles. L'agriculteur a les doigts courbés et roidis, le goutteux les a noueux, l'homme affecté

d'anévrisme les a violacés, et le phthi-
sique atteint de tubercules les porte ren-
flés vers le bout.

Quant aux ongles, ils fournissent
aussi quelques indications de caractère
ou de santé : leur couronne blanche,
par sa régularité, sa largeur, indique
assez bien le rang social; leur couleur,
le tempérament; leur culture, l'aisance
du corps et la sérénité de l'âme; longs,
ils dénotent l'oisiveté. L'avare et l'ivro-
gne les négligent, le joueur et l'hypo-
condriaque les déforment et les marty-
risent, le voluptueux les pare, l'homme
nerveux et préoccupé les mutile, l'envieux en ensanglante le contour. Ils sont
plus allongés chez le citadin, plus arrondis chez le campagnard. J'ai souvent
frémi en apercevant, chez une personne
enrhumée, des ongles ronds, convexes et
pour ainsi dire nummulaires : de tels
ongles accompagnent fréquemment la
phthisie tuberculeuse. Hippocrate avait

remarqué quelque chose d'analogue, Chirac aussi.

Nous n'avons garde de dire comme le philosophe La Chambre, médecin de Louis XIII et ami du célèbre Fouquet, que la main conserve des intelligences avec les planètes, et avec les parties nobles du corps humain. Suivant en cela trop à la lettre les errements cabalistiques d'Albert-le-Grand et d'Agrippa, La Chambre admettait encore, à l'époque où Corneille composait le *Cid*, que l'index de la main correspond avec Jupiter, le médius avec Saturne, le Soleil avec le doigt annulaire, Mercure avec l'auriculaire, et Vénus avec le pouce : Mars avait pour domaine la paume de la main, et la lune le bas de cette main. De cet arrangement même, il concluait qu'un tel amalgame, précisément parce qu'il est bizarre, avait dû sans doute son origine à la rigoureuse observation de la nature plutôt qu'à la fantaisie.

Quant aux parties nobles du corps,
qu'aujourd'hui nous nommons viscères,
on disait aussi que le foie avait sympathie avec le premier doigt de la main, le
cœur avec le troisième, la rate avec le second doigt ou médius. Dans le but de
prouver ces absurdes allégations, La
Chambre affirmait qu'effectivement le
médius devient malade en ceux qui souf-
frent de la rate, et qu'on guérit les fiè-
vres intermittentes en ouvrant la veine
de ce doigt. Et pour ce qui est de la pré-
tendue correspondance de l'annulaire
avec le cœur, notre philosophe alléguait
que ce doigt est toujours le dernier atteint
de la goutte et souvent le seul épargné,
qu'il est le plus fort, le plus chaud, et
que telle est est la raison qui l'a fait préférer pour placer les anneaux, les bijoux,
et qui l'a fait nommer dès l'antiquité le
doigt médical par excellence. Enfin,
quant au foie, voici comment La Chambre expliquait sa correspondance sympa-

thique avec le doigt index. Il est certain,
disait-il, que la *ladrerie* a sa source dans
le foie : or, quand cette maladie existe, le
doigt index est le premier à la déceler,
tant on voit ses muscles s'amaigrir jusqu'à l'atrophie.

Voilà pourtant où en était la science,
même pour de bons et solides esprits
comme La Chambre, tant que Bacon,
Descartes et Haller n'eurent pas purgé les
étables d'Aristote, de Galien, d'Agrippa
et de Van Helmont.

CHAPITRE XXIII.

REMARQUES SUR LES DÉFAUTS CORPORELS CONSIDÉRÉS COMME MODIFIANT LE CARACTÈRE.

Presque tous les défauts corporels, pourvu qu'ils épargnent les organes dévolus à l'intelligence ou chargés de l'accroître, toutes ces difformités, loin de de nuire à l'esprit, l'agrandissent ou lui prêtent secours. Un être difforme ou infirme, qui sent ses imperfections et qui s'en afflige, emploie toutes ses facultés à faire pardonner, à force de bons procédés ou de talents, les infirmités qu'il tient de la nature ou de ses propres fautes. Aussi voit-on souvent, en des personnes infirmes ou d'un physique disgracieux, la réunion de mille dons, de mille agréments, qui font oublier ou même chérir jusqu'à leurs défauts. Il faut même remarquer que ces découvertes de certaines qualités qu'on était loin de prévoir causent toujours d'agréables surprises ; l'amour-propre en est flatté. On s'imagine être de moitié dans ce qu'on découvre ainsi, contre toute attente, et en dépit de fâcheuses préventions.

Une autre cause vient compenser, chez ces êtres malheureux, les torts d'une nature rigoureuse et partiale. L'imperfection même de leurs organes les préserve de la tyrannie des sens et des dissipations du jeune âge. Le temps que les autres hommes consument dans les plaisirs et les folles passions, eux l'utilisent en acquisitions précieuses qui, dans la suite de leur vie, feront leur gloire ou leur bonheur. Sans doute les premières années de ces hommes sont pénibles ; sans doute ils sentent d'abord avec souffrance, avec amertume, cette dure inégalité qu'ils devraient bénir ! Mais quand vient l'âge de la maturité, ce second temps de la vie où la beauté du corps, fanée pour toujours, range sans rémission tous les hommes au même niveau, alors commencent pour eux d'heureuses représailles, où leur orgueil se dédommage avec surcroît des longues privations et de l'insipidité d'une jeunesse tant de fois humiliée.

INFLUENCE DES DIFFORMITÉS *.

Les remarques précédentes ne sont qu'imparfaitement applicables aux bossus. Si ces êtres difformes sont d'ordinaire assez richement partagés du côté de l'esprit, les causes de ceci ne sont pas purement morales, comme nous le disions tout à l'heure ; elles sont en

---

* Voir ma *Physiologie médicale*, tome Ier, chap. XII du livre IV, qui traite de l'INTELLIGENCE.

même temps physiques. D'abord c'est un principe incontestable que plus l'accroissement de la moelle épinière est entravé, et plus le cerveau a de volume; par la raison que la masse totale du système nerveux est toujours à peu de chose près la même. Or nous savons que l'étendue de l'intelligence est généralement proportionnée au volume du cerveau. Ensuite, toute torsion de la colonne vertébrale (cela est également prouvé) ralentit et entrave l'accroissement du tronc; autre cause de l'énergie cérébrale, nouvelle influence propice à l'esprit, la quantité du sang et l'énergie pulsative du cœur restant les mêmes pour un corps exigu comme pour des organes plus développés.

Disons toutefois qu'on ne voit guère de bossus véritablement spirituels qui ne soient en même temps très-difformes. Il faut pour cela qu'ils aient la tête sensiblement plus rapprochée du cœur, et que leur gibbosité reste évidente aux yeux les moins investigateurs, et nonobstant les secrets raffinements d'une toilette étudiée. Alors, en effet, l'influence physique s'unit à l'influence morale pour favoriser l'intelligence.

Mais qu'ils aient beaucoup ou peu d'esprit, les bossus n'en sont pas moins insupportables dans le commerce de la vie. Chacun d'eux entendant répéter depuis sa naissance qu'il sera nécessairement un jour un prodige d'esprit, dès qu'il parle on le voit, perroquet rempli d'affectation ridicule, s'efforcer d'être ingénieux; il joint à ce défaut, pour le supplice de ses familiers, une susceptibilité extrême, un besoin de médire insatiable, et un caractère tout à fait tourmentant. L'habitude qu'ils ont d'être raillés les tient toujours en armes et les rend hostiles. Épris d'un combat où leur grande expérience leur promet la victoire; s'ils ne se défendent, ils attaquent. Leur vie entière est un tissu de méchancetés ingénieuses ou à peu près : il n'y a pas jusqu'à leur physionomie qui ne prenne l'empreinte d'un si déplorable caractère.

Nous croyons ne rien avoir omis de ce qu'il y a de positif dans l'art du physionomiste ; mais nous avons passé sous silence une foule de préceptes inutiles ou même ridicules, que certains auteurs énoncent avec assurance. Notre but présent n'est point de fonder un système nouveau, non plus que d'en défendre d'anciens. Nous avons voulu montrer ce qu'il y a de raisonnable dans l'art de la physionomie, art délicat et subtil, trop vanté par les uns, trop décrié par d'autres.

Or, que conclure de tout ce qui précède ?

Que les facultés de l'esprit laissent sur le visage des traces durables et assez faciles à reconnaître ;

Qu'il est possible d'y découvrir aussi

les marques du caractère et des passions.

Mais qu'il ne faut pas se flatter d'y trouver, toujours sans erreur, l'indice de toutes les qualités morales.

Nous allons terminer cet ouvrage par quelques remarques détachées sur la physiognomonie.

CHAPITRE XXIV.

Un très-grand front indique de la propension à la paresse, en même temps qu'une vaste capacité intellectuelle. Cela vient de ce qu'un extrême développement de l'intelligence est nuisible au bon état du corps, à la santé, à l'exercice des forces corporelles. En effet, le génie se complaît à méditer : et la méditation veut du repos, du silence et de l'isolement : sans compter qu'une intelligence supérieure dissuade des occupations précaires de la vie commune. Diogène et Socrate avaient un vaste front, Hercule et Achille l'avaient petit.

— Les Anglais trouvent la Vénus de

Médicis trop petite pour une déesse :
Gall lui trouvait la tête trop exiguë
pour servir de réceptacle à une âme di-
vine.

— Une vaste poitrine, indice assuré de
l'énergie corporelle, dénote presque certainement de la hardiesse d'esprit, du
courage, des passions violentes.

— La douleur physique, les souffrances donnent souvent à la physionomie une expression analogue à celle
du génie : j'ai vu une femme du peuple
affectée de cancer, qui ressemblait à
madame de Staël quant à l'expression
profonde de la physionomie. Je dis même
chose des passions contrariées, des violents chagrins, de l'abus des jouissances et des fatigues de l'esprit : tout
ce qui remue vivement notre âme, tout
ce qui porte coup à la sensibilité a
des effets à peu près semblables sur la
figure.

— Une grosse tête annonce de l'ima-

gination par instant, de la pesanteur par
habitude, de l'enthousiasme par éclairs,
beaucoup de volonté, et souvent du génie. Un front étroit indique de la vivacité ; un front rond, de la colère.

— Chaque homme a beaucoup de peine
à se faire une juste idée de ses propres
traits ; les femmes elles-mêmes n'y parviennent que très-difficilement : c'est
une chose fort malaisée que de juger sa
propre physionomie. Cela vient de ce
qu'aucun de nous ne peut voir les mouvements de ses yeux, par qui la physionomie reçoit sa principale expression.

— L'attitude du corps n'est pas la même
chez l'homme qui s'écoute penser et chez
celui qui lit dans le grand livre de la nature : l'un regarde devant lui ou sur sa
tête, l'autre se replie en lui-même. En
conséquence, les observateurs ont la tête
droite ; les philosophes spéculatifs ont le
cou penché. Descartes était courbé et
Newton droit.

— La rectitude du corps est assez généralement en sens inverse de l'activité
de la pensée.

— On peut, jusqu'à un certain point,
juger de la respiration d'une personne
d'après son style, d'après la coupe de
ses phrases et sa ponctuation : assurément J.-J. Rousseau ne ponctue pas
comme Voltaire, ni Bossuet comme Fénelon. Quand je dis qu'on peut, à l'aide
du style, augurer de la respiration d'un
individu, c'est dire qu'on peut ainsi préjuger des passions qui l'agitent et de l'é-
motion qu'il éprouve; car les vives pensées
ont pour effet de remuer le cœur, et les
palpitations du cœur accélèrent la respiration et rendent la voix tremblante.
Voilà d'où vient le pouvoir qu'une voix
émue est toujours sûre d'exercer sur
nous : elle attire l'attention, elle indique un orateur inspiré, timide, ou con-
sciencieux. Les orateurs froids et les acteurs médiocres simulent cette émotion

vraie qui vient du cœur, à l'aide de l'agitation oscillatoire et saccadée des bras.

— La même émotion morale qui hâte la respiration, qui fait palpiter le cœur et rend la voix tremblante, rend de même tous les mouvements du corps vacillants et incertains, tant que dure l'inspiration morale, et quelquefois même long-temps après que l'agitation de l'esprit a cessé. Voilà pourquoi l'écriture de nos grands écrivains est généralement si illisible; et, comme il est écrit que toujours l'incapacité singera jusqu'aux défauts inséparables du vrai mérite, voilà pourquoi beaucoup d'hommes médiocres se sont crus engagés d'honneur à graver en caractères indéchiffrables les stériles pensées qu'une verve engourdie leur suggérerait.

— Les peuples basanés sont plus aisément dissimulés et hypocrites que nous: ils ne connaissent ni le vermillon de la pudeur, ni la rougeur de la honte, ni la pâleur de la crainte ou des remords. Il est fort difficile également d'assigner un tempérament et un âge précis aux nègres.

— L'extrême laideur est presque toujours un signe d'esclavage, de souffrances morales ou de durs travaux. Il est certain que l'oisiveté, une douce incurie, sont favorables à la beauté corporelle : il y avait donc plus de vrai qu'on ne pense dans ce titre de *gentilhomme* dont on gratifiait jadis tout heureux fainéant.

—Il n'est pas d'homme, peut-être, qui ne consentît très-volontiers à échanger, à son choix et selon son goût, quelque trait de sa physionomie, une partie quelconque de son corps. On n'est jamais aussi complétement satisfait de sa figure que de son esprit. Jugez combien la perfection corporelle doit être rare chez les peuples actuels de l'Europe, puisque pour la seule Vénus de Thorwaldsen il a fallu trente différents modèles ! J'observe toutefois que la démoralisation des villes capitales, mais surtout les bienfaits récents de la vaccine, sont des causes qui doivent puissamment seconder le génie des peintres et des sculpteurs de nos jours.

— Il est de remarque générale que les femmes sont d'autant plus instruites qu'elles ont des familiers ou des amis plus savants. La Rochefoucauld avait donné leçon à madame de Lafayette; Voiture, puis Boileau à Ninon, Scarron à sa femme, Bussy et de Retz à madame de Sévigné, Fénelon à madame Guyon, Voltaire à madame du Châtelet, Benjamin Constant à madame de Staël, et Bosc à madame Roland. Apparemment il en est encore ainsi de nos jours, jours si féconds en femmes auteurs.

— Notre Parnasse est comme celui des Grecs, on y compte moins de Grâces que de Muses, et c'est un malheur qu'il nous faille trouver des rivalités là où nous eussions cherché des encouragements et des récompenses. Quand on

voit apparaître à la fois tant de femmes
auteurs, peut-être est-il permis de penser qu'il y a moins de beauté et moins
de bonheur, moins de croyances et
moins d'amour. Sacrifier tant de belles
choses pour un peu de vanité, tant de
réalités et de si nobles illusions pour une
déception misérable; que de folie dans
un tel échange !

— Il est bien rare qu'on voie plusieurs
hommes maigres, hâves, bilieux, inti-
mement liés entre eux; aussi rare que
de voir des lions vivre fraternellement et
en paisible compagnie. Il y a long-
temps que Shakspeare a fait cette remarque profonde et vraie. Cela s'explique par les vives passions que fomentent
ou que dénotent de pareilles constitutions. Voilà peut-être ce qui avait
inspiré à Diderot cette réflexion ou-
trée, et outrageante pour son illustre ami Rousseau, *que le méchant vit
seul*.

— Une personne qui chante faux, et qui chante néanmoins, montre assez que son oreille est de moitié dans la fausseté de sa voix. Elle risque davantage encore : elle laisse planer des doutes sur la justesse de son esprit, ou sur la sincérité des amis qui l'écoutent.

— Un homme qui a le malheur de loucher doit se montrer beaucoup plus réservé qu'un autre dans ses actions et ses discours ; car la malignité humaine est naturellement disposée à augurer mal de la symétrie de tout édifice dont les issues sont désordonnées.

— De profondes rides aux côtés de la bouche font conjecturer qu'on est, ou moqueur, ou naturellement gai, ou soumis aux caprices d'un maître mauvais plaisant.

— Le rire est un caractère d'ineptie plutôt que d'intelligence : les hommes supérieurs sont généralement graves. L'habitude des grandes pensées rend presque toujours indifférent aux petites choses qui sont en possession d'exciter le rire.

— Plus sont profondes celles des rides qui dépendent de muscles inemployés par les passions, et plus il est permis de croire à une longue vie, à une santé durable. En effet, l'énergie des muscles indique toujours une heureuse organisation, des fonctions régulières. Voilà sur quel principe vrai une partie de l'art de la *chiromancie* est fondée : s'il ne conduit si souvent qu'à des mensonges, cela vient de ce qu'on lui fait dire autre chose que ce qu'il dit en effet.

— Un pied plat, suivant Aristote, indique de la finesse et de la ruse. En effet, puisque cette conformation vicieuse ôte des forces en produisant de la fatigue, on conçoit que la faiblesse unie aux désirs fomente des calculs et des stratagèmes. Celui qui ne peut aller où le poussent ses appétits concerte

des moyens de transport; celui qui ne
pourrait vaincre corps à corps use d'a-
dresse ou de subterfuge dans le combat. Lorsqu'on ne saurait courir dans
la carrière, il faut bien qu'on cherche
une carrière où, pour vaincre, il ne soit
pas besoin de courir.

— « La mollesse de la pose et la démarche peu assurée du sexe faible ne
sont pas sans intérêt pour nous, parce
que nous voyons dans tous les deux un
recours à notre protection. Il est certain que, comparativement à l'homme,
la femme n'a pas les pieds dans la proportion géométrique de sa stature. La différence de la taille des deux sujets n'étant
guère que d'un douzième, la longueur
des pieds et leur volume devaient être
soumis au même calcul. Il n'en est rien;
et le sexe en cela a souffert une épargne
de matière, puisque la réduction qu'il
supporte excède un cinquième. La femme
a-t-elle lieu de se plaindre ? Non, dès lors

que les destinations ne sont pas les mêmes.

» Assujettie à des soins sédentaires commandés par la gestation et la nutrition des enfants, la femme a été fondée sur une base plus étroite que le chef de la famille, dont le travail et les déplacements devaient pourvoir aux besoins de tous. La délicatesse du pied rend la marche molle et quelquefois chancelante; elle exige plus de circonspection dans la tenue habituelle du corps; *elle inspire ou entretient la timidité*, et elle conseillerait presque une vie retirée, vraiment harmonique avec l'intérêt du ménage, où il est convenable que l'une des parties intéressées réside, quand l'autre est obligée à des absences. C'est dans le sentiment de cette vérité qu'aurait pu trouver son origine la coutume attribuée aux Chinois de comprimer les pieds de leurs enfants du sexe féminin, coutume rapportée par certains historiens à l'époque de quelques actes d'indépendance auxquels se livrèrent les femmes de cet empire. On serait tenté de croire que la nature aurait attaché, dès la naissance, à l'organe principal de locomotion, un signe d'assujettissement et de faiblesse relative, et pourtant elle semble ici en contradiction avec elle-même.... Un œil géométrique ne manquerait pas de trouver cette structure en défaut. Il est certain qu'un pied large et épaté serait plus en rapport avec la taille de la femme, si l'on consultait les seules lois de la solidité des corps. Toutefois ce n'est pas sans motif que la sagesse du Créateur s'est écartée un instant de celles-ci. En formant sur un autre modèle le sociétaire qu'elle nous destinait, elle a eu des vues en apparence opposées à sa marche ordinaire , mais qui rentraient dans ses plans. Quand elle a blessé les convenances physiques, c'est pour assurer des convenances morales. Envisagée isolément, la femme serait un être maltraité de la nature ; ses ressources personnelles seraient au-dessous de ses besoins, et ses moyens de défense échoueraient contre ses périls. Mais nous l'avons déjà remarqué : c'est hors d'elle qu'elle devait trouver son point d'appui, parce que ses attaches et ses qualités sortent de ses imperfections mêmes. Aussi la faiblesse a-t-elle été placée d'un côté et la force de l'autre, comme des éléments du bonheur domestique, séparés dans les deux sujets, mais toujours prêts à se réunir et à se confondre. *Dotés en plus et en moins, ils se doivent un supplément et un correctif.* C'est par ces lois constantes que la nature établit des équilibres dans le monde élémentaire, et qu'on les voit naître dans le monde moral.

» La délicatesse des formes de la femme, leur poli, leur rondeur, la souplesse de sa fibre et de son tissu cellulaire, destinés à se prêter à des états différents ; l'exiguïté de ses pieds, les

craintes que les plus faibles impressions
lui communiquent, sont donc dans un
rapport parfait avec sa position. Quoique
le plus souvent négatives, ces qualités sont
harmoniques avec le genre de vie auquel
l'ont appelée les intérêts de la famille. »
(KÉRATRY , *Inductions physiologiques*,
page 223, etc. Edition de 1841.)

— « ... Je pris l'engagement de reve-
nir le lendemain ; et, à l'heure convenue
avec le directeur du bagne de Toulon,
je trouvai sur l'un des quais de l'intérieur du bagne 350 faussaires, voleurs
ou homicides, parmi lesquels on avait
confondu exprès, sur ma demande,
22 hommes condamnés pour viol :
« Cherchez ces derniers, me dit le directeur en souriant, et si vous les recon-
naissez, prenez leurs numéros, je vous
attendrai au secrétariat, ma liste et mes
notes à la main. »

» J'opérai sous les yeux des médecins
du bagne et de plusieurs autres fonc-

tionnaires. Sans parler, sans proférer un seul mot, je procédai à l'examen des 372 têtes qu'on avait soumises à mon investigation, et chaque fois que je mettais la main sur un individu à nuque large et saillante, je le faisais sortir des rangs et prenais son numéro. Je mis ainsi hors de ligne vingt-deux galériens, et ma liste complète, j'eus hâte de rejoindre le directeur, impatient que j'étais de constater si, comme je le pensais, *toute faculté prédominante se révèle aux yeux par la conformation du crâne.*

» Le directeur prend sa liste, je déploie la mienne, sans pouvoir me défendre d'une certaine émotion. Je fais connaître les numéros que je viens d'inscrire, et ce n'est pas sans surprise ni satisfaction que, sur 22 individus condamnés pour viol, et perdus dans la cohue de 350 autres criminels, je constate que 13 se sont révélés à moi par la simple inspection de leur crâne ! » (*De l'homme*

animal, par M. F. Voisin; 1839, Paris,
J.-B. Baillière). L'erreur n'avait donc
porté que sur 9 personnes sur 22.

— « Telle est la liberté native de
l'homme, que l'exercice de cette liberté
peut seul y porter une sorte d'atteinte...
La nécessité, pour un être moral, de sur-
veiller ses habitudes, est elle-même la
conséquence de cette vérité. Il n'est personne qui n'ait été dans le cas d'éprouver
combien leur influence est quelquefois
décisive dans la conduite de la vie. Que
d'actes regrettables des motifs desquels
on n'a pas d'autre compte à se rendre!
Le célèbre Campanella n'est-il pas entré
dans le secret des caractères de certains
individus, en adoptant pour un temps
leurs manies et leurs usages? l'imitation
sur lui-même de leurs gestes et des traits
principaux de leur physionomie donnait à ses idées une nouvelle direction,
dont l'étude lui a ouvert plus d'une fois
la porte du cœur humain. C'est qu'en

effet tous les actes de la vie ne sont que
des conséquences.... » (KÉRATRY, *Inductions*, etc.)

— M. Voisin visita la maison des jeunes
détenus, le 17 février 1839 (il y a justement aujourd'hui trois ans). Une commission chargée par l'Académie de médecine
de lui rendre compte des travaux et des
présomptions phrénologiques de M. Voisin, assistait à cette visite. Là aussi se
trouvaient comme de raison le directeur
et les officiers de cette maison péniten-
tiaire, car c'est d'eux seuls que l'on pouvait apprendre quelles étaient les qualités
bonnes et mauvaises de ces tristes créatures qui commencent l'apprentissage de
la vie par des délits punissables.

Quatre cents détenus comparurent au
tribunal phrénologique de M. Voisin,
après avoir défilé un à un devant les membres de la commission académique.
M. Voisin commença par explorer de l'œil
et de la main la tête de chacun d'eux,

après quoi il en fit deux parts, selon qu'il les trouva plus propres ou moins favorables à la démonstration de sa thèse. Il laissa de côté la série de ceux dont le crâne, selon lui, n'offrait que des caractères équivoques ou peu prononcés. Portant ensuite toute son attention sur la classe de ceux dont la tête paraissait plus probante, il divisa ces derniers en deux catégories; et anticipant en quelque sorte sur les temps inconnus où ils auront à rendre compte de leurs œuvres en présence de celui qui les rémunère ou les punit, M. Voisin leur disait : *Passez à droite, — passez à gauche,* selon qu'ils lui paraissaient bien ou mal doués ou conformés, en un mot, *bons* ou *mauvais.* « Sans doute, remarque le rapporteur, c'était la première fois qu'une commission d'Académie assistât à une expérience si délicate et si intéressante. Toutefois ces graves arrêts rendus avec tant d'apparat et tant de solennité n'é-

taient pas sans appel; ils pouvaient se
trouver cassés à la fin de la séance par
le témoignage contradictoire des officiers
de la maison. »

Quand une fois M. Voisin eut séparé
les bons d'avec les mauvais, de nouveau
notre docteur les passa tous en revue, et
il finit par en faire quatre classes, savoir :
1° les meilleurs sujets; 2° les médiocrement bons; 3° les médiocrement mauvais; 4° enfin les plus mauvais. Voilà
quel fut le résultat statistique de cette
singulière et publique démonstration,
dont le rapporteur n'a pas donné les nom-
bres avec assez d'exactitude.

M. Voisin, nous l'avons dit, avait commencé par explorer quatre cents jeunes
détenus. De ces quatre cents, il s'était
empressé d'en récuser cent soixante-six
dont les crânes ambigus ne présageaient
que des caractères indécis. C'était donc
deux cent trente-quatre individus qui

restèrent soumis à son examen crânologique. Sur ce nombre, qu'il divisa ulté-
rieurement en quatre catégories, notre
phrénologiste trouva vingt-cinq individus
dignes d'être nommés les *meilleurs*,
soixante et un qu'il crut être les *plus mauvais*; les cent soixante-huit autres, sujets
médiocres en bien ou en mal, pouvaient,
suivant lui, se sous-diviser en quatre-
vingt-onze individus *médiocrement mauvais*, et en soixante-dix-sept sujets d'une
bonté conjecturale. Ici donc, comme en
tant d'autres rencontres, la somme du
bien restait fort inférieure à celle du mal;
et comment n'en aurait-il pas été ainsi
d'un recensement de repris de justice!
Disons donc, en passant, que les réflexions auxquelles se livre le rapporteur
sur la composition des majorités et le
petit nombre des *élus*, sont pour le moins
superflues dans une statistique de prison.

Au demeurant, lorsque M. Voisin eut

terminé ses explorations et formé ses catégories, il ne resta plus qu'à consulter les directeurs de la maison touchant les aptitudes réelles de ces deux cent trente-quatre jeunes coupables qui venaient d'être jugés et classés d'après leur crâne, et vraisemblablement aussi d'après les traits de leur visage. Or, voici ce que certifièrent de vive voix et par écrit ces fonctionnaires :

« ... Les conjectures de M. Voisin, à quelques exceptions près, s'accordent avec ce que nous connaissions des dispositions intellectuelles et morales des individus explorés. » (Extrait d'un rapport fait à l'Académie royale de Médecine, le 26 octobre 1841.)

— M. Blanchet, accoucheur et habile praticien de Cherbourg, prétend que l'enfant mâle, dès le jour de sa naissance, s'il naît à terme, porte en lui tous les signes propres à faire présager quelle sera sa taille, quels seront ses penchants, son caractère et sa capacité intellectuelle quand il sera grand et adulte. Cet accoucheur avait choisi pour les explorer, au moment même de la naissance, cent enfants mâles, qu'il surveilla attentivement durant vingt ans. A cette époque il n'en restait plus que soixante-quinze ; or, voici les remarques auxquelles ces cent individus donnèrent occasion.

Et d'abord, quant au degré et aux progrès de l'intelligence, M. Blanchet ne tient aucun compte des suggestions de l'exemple et des fruits de l'éducation ; sous ce rapport on le croirait membre de la société phrénologique, et qui plus est un des dignitaires de cette réunion savante, tant il se montre convaincu de l'innéité des idées et de la coexistence des propensions. Pour lui, il n'y a que deux points qui, dans l'étude du crâne, méritent considération, et ces deux points, les voici : 1° le volume absolu de cette boîte osseuse, et 2° l'étendue plus ou moins grande du crâne en avant ou en arrière d'un point central, arbitrairement préétabli, et qu'il nomme *point sagittal.* — La tête de l'enfant naissant se prolonge-t-elle sensiblement plus en avant qu'en arrière de ce point hypothétique, alors il s'agit là d'un homme de génie encore au maillot; dans le cas contraire, l'enfant deviendra un être vicieux, peut-être un grand criminel, ou, à coup sûr, au moins un imbécile. Telle est la règle inflexible posée par M. Blanchet. Quant aux bosses ou protubérances du crâne, il ne s'en occupe nullement.

Convaincu de la bonté de sa méthode, de l'exactitude de ses explorations, et s'autorisant des cent enfants observés par lui avec tant de constance, M. Blanchet conclut que sur cent hommes on trouve, terme moyen :

7 hommes d'esprit ;

4 intelligences supérieures, ce qui vaut mieux que l'esprit;

2 idiots;

14 individus à peu près dépourvus du sens commun;

Et enfin 73 esprits médiocres, mais judicieux, tous également intéressés à se prémunir contre les entreprises ou les prétentions des 11 premiers, et à s'entre-pousser à leur préjudice *.

— Ainsi que nous l'avons exposé précédemment dans un autre ouvrage de plus longue haleine **, nous croyons à la désignation des instincts, chez les animaux, d'après des proéminences d'une constante uniformité dans chaque espèce; mais nous nions chez l'homme cette constante coïncidence entre les mêmes conformations du crâne et les mêmes

* Ce passage est extrait de la *Revue scientifique*, où nous l'avions inséré.

** *Physiologie médicale*, tome 1er, livre IV.

propensions intellectuelles ou morales.
Nous ne croyons un peu qu'aux présages
tirés de la configuration du front, région
du crâne qui n'a été départie qu'à
l'homme.

TABLEAU

DES PROÉMINENCES DU CRANE,

INDIQUANT,

D'APRÈS GALL,

LE SIÉGE DES DIVERSES FACULTÉS ET APTITUDES DE L'ESPRIT,
ET SIGNALANT LEUR PRÉÉMINENCE RESPECTIVE.

Nº 1. Siége ou organe de l'amour physique ; sens de la génération.

2. Amour des parents pour leur progéniture.

3. Organe de l'attachement et de l'amitié ; sens de la sociabilité.

4. Organe du courage ; penchant aux rixes, querelles et combats ; défense de soi-même.

5. Sens du meurtre et de la cruauté ; organe de l'instinct sanguinaire.

6. Sens de la finesse, de la ruse ; organe de l'astuce et du savoir-faire.

7. Siége de l'instinct de la propriété ; penchant à la convoitise, au larcin ; sens de l'avarice.

8. Organe de la fierté, de la hauteur, de l'orgueil ; siége de l'amour de l'autorité, penchant à l'élévation physique ou morale.

9. Sens de la vanité, de l'ambition ; amour de la gloire.

27

Nº 10. Circonspection, prévoyance.

    11. Mémoire des choses et des faits, sens des choses; éducabilité; perfectibilité.

    12. Sens des localités; sens des rapports de l'espace.

    13. Mémoire ou sens des personnes.

    14. Sens et mémoire des mots et des noms propres; mémoire verbale.

    15. Sens du langage parlé; talent de la philologie.

    16. Sens des rapports des couleurs; talent de la peinture.

    17. Sens des rapports des tons; talent de la musique.

    18. Sens des rapports des nombres; aptitude mathématique.

    19. Sens de mécanique et de construction; talent de l'architecture.

    20. Sagacité comparative.

    21. Esprit métaphysique; profondeur d'esprit.

    22. Esprit de causticité et de saillie.

    23. Talent poétique.

    24. Bonté, bienveillance, douceur, compassion, sensibilité; sens moral et de conscience.

    25. Faculté d'imiter; sens de la mimique.

    26. Dieu et la religion.

    27. Fermeté, constance, persévérance; opiniâtreté.

N. B. Gall, comme on voit et ainsi que nous l'avions déjà dit, n'admettait que vingt-sept organes ou

aptitudes intellectuelles ou morales, au lieu des trente-
cinq ou trente-sept propensions dont Spurzheim et son
école reconnaissent l'existence bien distincte. Persévé-
rant toujours dans sa doctrine primitive, le docteur Gall
n'institue d'organe particulier ni pour la conscience
qu'il confond volontairement avec la bonté, ni pour
l'espérance, ni pour la pesanteur, ni pour l'étendue, ni pour l'ordre, ni pour l'éventualité, ni pour
l'habitativité; enfin Gall ne fait qu'une faculté intellectuelle de la merveillosité et de l'idéalité, et à ce
don de l'esprit unique et conséquent, selon lui, il
donne le nom très-naturel de *talent poétique*, quelque diversifiée qu'en puisse être l'application. La
configuration de Spurzheim est l'équivalent de la
mémoire des personnes de Gall, l'individualité du
premier répond à la mémoire des choses et des faits
admise par l'autre, et l'éventualité ainsi que la causalité de celui-là reviennent absolument à l'*esprit
métaphysique* de celui-ci. Superflu d'ajouter que Gall
n'avait jamais songé ni à l'alimentivité, ni à l'amour
de la conservation ou de l'existence.

En résumé, le docteur Gall n'a institué d'organe
distinct :

> ni pour l'habitativité,
> ni pour la pesanteur,
> ni pour l'étendue,
> ni pour l'ordre,
> ni pour l'éventualité,
> ni pour la merveillosité,

ni pour l'espérance,
ni pour la conscienciosité ;

en tout huit organes de plus pour Spurzheim que n'en avait admis Gall : vingt-sept pour Gall, trente-cinq pour Spurzheim. Sous ce rapport, les dédoublements d'organes et les subtilités métaphysiques de Spurzheim ont quelque similitude avec ces variations de texte auxquelles s'évertuent les compilateurs et plagiaires de tous les pays.

Si nous nous abstenons d'insérer dans cet ouvrage un tableau crânioscopique de Gall, c'est parce que lui-même n'en ayant pas donné dans son grand et dernier ouvrage, il serait difficile d'en trouver trois qui se ressemblent. Chaque écrivain a tellement modifié la topographie crânologique de Gall selon ses propres vues, qu'aujourd'hui il serait à peu près impossible de s'y reconnaître.

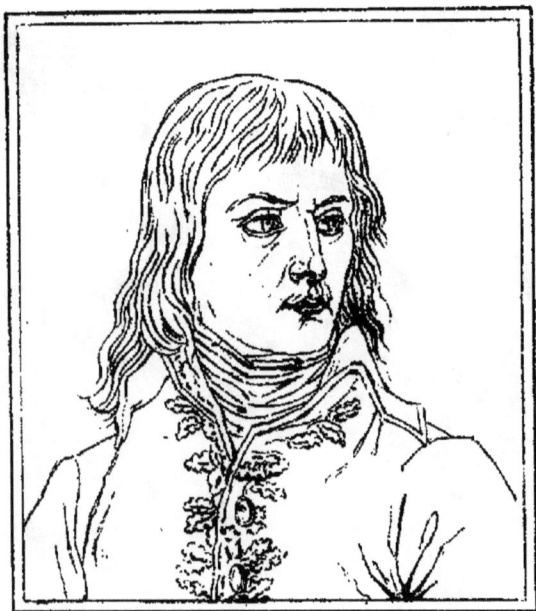

BONAPARTE

(Général)

BIOGRAPHIE

PHYSIOGNOMONIQUE.

PORTRAITS PHYSIQUES ET MORAUX.

BONAPARTE (1798).

Front vaste et élevé, traits prononcés, tête énorme (crâne de 22 pouces de circonférence), petite stature, tempérament bilieux; regard pénétrant et méditatif.

Cette gravure représente Napoléon à l'époque, non la plus éclatante, mais la plus décisive de sa glorieuse vie et de notre histoire, alors que son génie était dans sa plus grande effervescence. Cette physionomie, loin d'exprimer l'ivresse d'une ambition satisfaite, laisse voir l'inquiétude du grand homme sur les destinées d'un empire dont il convoite et pressent la possession.

Le crâne de Napoléon dénotait surtout la prédominance des organes de l'ambition, du courage, de la mémoire des lieux, et des mathématiques. Le portrait le plus significatif du général Bonaparte est celui que possède le baron Larrey. Il est de Girodet.

27.

BENJAMIN-CONSTANT.

Goût natif de la liberté, respiré dans l'enfance avec l'air étranger d'un pays dès long-temps libre; caractère d'opposition et d'indépendance, fortifié par le souvenir de persécutions héréditaires; propension à la polémique, bien naturelle dans un homme élevé dans des croyances dissidentes : ambition vive, mais que modèrent de pures jouissances domestiques et l'habitude des travaux intellectuels.

Physionomie à la fois profonde et ingénieuse.; esprit d'à-propos et de saillies, prompt à concevoir, fertile en rapprochements imprévus et plein de ressources.

On lit plutôt dans cette figure l'amour des justes applaudissements que le désir effréné du pouvoir.

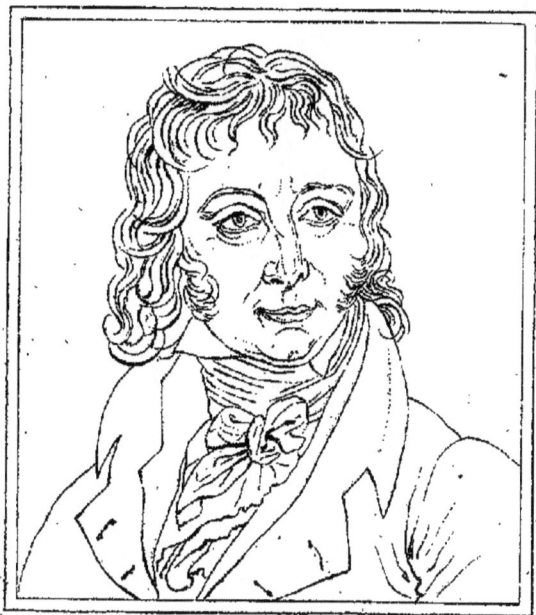

BENJ CONSTANT

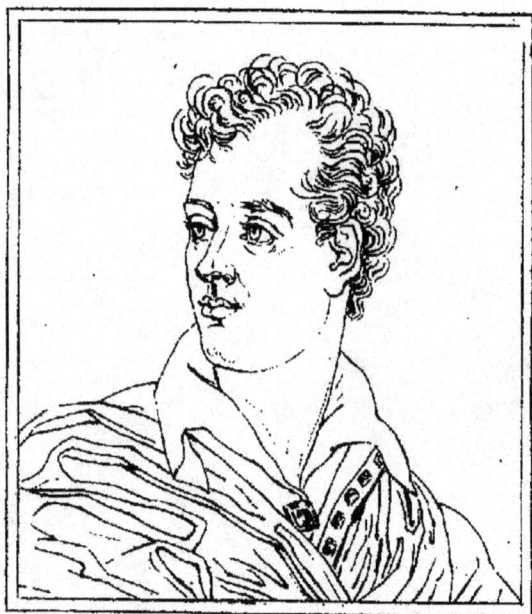

LORD BYRON

LORD BYRON.

Génie sublime, passions pétulantes, opiniâtreté in-
domptable; indépendance, mépris du monde et de
l'opinion, en toute chose, hormis la gloire. Illustre
victime d'une destinée malheureuse, d'un amour
mal placé, d'un orgueil inconcevable et d'une vie
sans frein : assemblage bizarre et contrastant de
la beauté physique et des infirmités corporelles; de
grandeurs humaines, d'humiliations et d'expédients;
d'une ambition extrême et d'une frivole attache à
des jouissances presque dégradantes : vie de lutte,
de contraste, d'opposition et de changement. Une
difformité native, une ancienne tache de famille, une
fortune délabrée, dont ses dissipations et ses prodi-
galités achèvent la ruine, tout cela le condamnait, ou
à plaire à la foule, ou à éclairer le monde, ou à plier
sous les grands. Il aima mieux rompre avec le genre
humain, combattre et haïr ouvertement la puissance,
sacrifier son existence aristocratique à la liberté expi-
rante d'un peuple dont une odieuse persécution et des
souvenirs de gloire justifiaient la révolte. A force de
génie il a vaincu le sort; il a conquis l'immortalité
par la haine et le désespoir. Il n'a vécu que trente-six
ans, mais sa mémoire est impérissable.

Front de poète, physionomie passionnée.

CHATEAUBRIAND.

On voit, dans cette physionomie, toute la mélancolie
d'un banni promenant dans les déserts du Nouveau-
Monde les chagrins d'un long exil et l'oisiveté forcée du
génie, courant le monde, regrettant la patrie, observant
la nature et rêvant la gloire. Reviennent des temps pour
lui plus prospères! et vous le verrez, écrivain du premier ordre, de l'ordre de Pascal et de Rousseau, retrouver dans les souvenirs de ses voyages des images
pour ses pensées, des peintures pour tous les sujets,
des stigmates pour le crime honoré, des palmes pour
la vertu, des consolations pour le malheur. Il ramè-
nera la foi dans la conscience humaine, son vrai
sanctuaire, et préparera le retour d'une famille illustre long-temps oubliée*.

* Allusion aux événements de 1814, époque où M. de
Châteaubriand publia sa fameuse brochure : Bonaparte et les
Bourbons... Ces biographies si abrégées ont été imprimées en
1830, et nous les laissons subsister sans y rien changer d'essentiel.

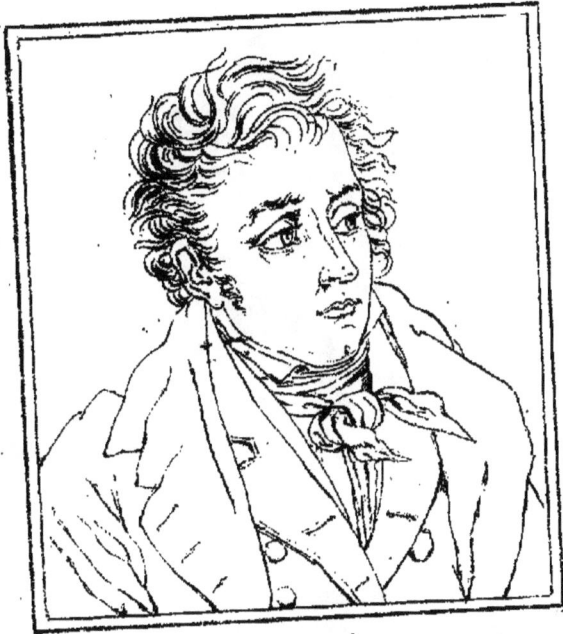

CHATEAUBRIAND

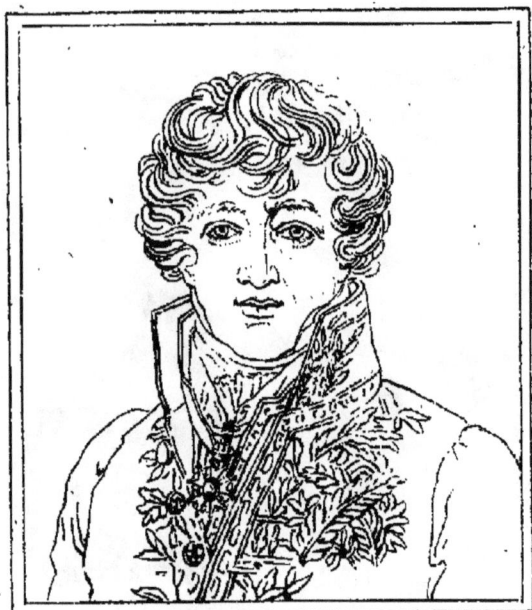

G . CUVIER

G. CUVIER.

Sciences diverses, art du dessin, langues mortes et vivantes, aptitude à tout savoir, à tout exprimer avec bonheur, à tout classer avec méthode, à tout débrouiller, tout agrandir. Il est savant anatomiste, naturaliste profond, orateur disert et plein de ressources, professeur érudit, administrateur habile. Son activité est incroyable, sa science quasi universelle, sa mémoire un prodige. Il dissèque le matin, ensuite il compose, ensuite il professe ; puis c'est un rapport à l'Académie, c'est un discours en conseil d'État, un arrêté en Sorbonne, une saillie dans le tête-à-tête, une épigramme à la volée, et le soir c'est une aimable causerie dans un salon. Que d'hommes dont une vie de soixante années offrirait moins d'activité intellectuelle qu'un pareil emploi d'une révolution de vingt-quatre heures * !

Le crâne de M. Cuvier a des dimensions presque aussi étonnantes que celui de Napoléon : les proéminences assignées par Gall aux diverses mémoires y sont surtout très-marquées. Cette physionomie offre quelque chose qui indique l'amour du commandement, et quelque chose qui le motive et le justifie.

* Voir notre Histoire de Cuvier dans le grand *Dictionnaire de la conversation*. Il existe un portrait de Cuvier par madame de Mirbel qui vaut beaucoup mieux que celui-ci. M. de Mancy l'a publié dans les *Hommes utiles* et dans le *Livre d'honneur*.

DOCTEUR GALL.

Mélange de finesse et de savoir, de méditation et de sensualité, de bonhomie et de malice, d'indocilité aux croyances reçues et de presque superstition pour des systèmes personnels. Cette figure est pensive, ce front est philosophique : là, rien n'indique beaucoup de mémoire, mais tout annonce une sagacité infinie et un esprit vivement porté à l'investigation. Excellent observateur, philosophe profond, spirituel écrivain : homme d'un génie irrécusable, à qui il n'a manqué que d'être Français, non pour sa gloire, mais pour la nôtre.

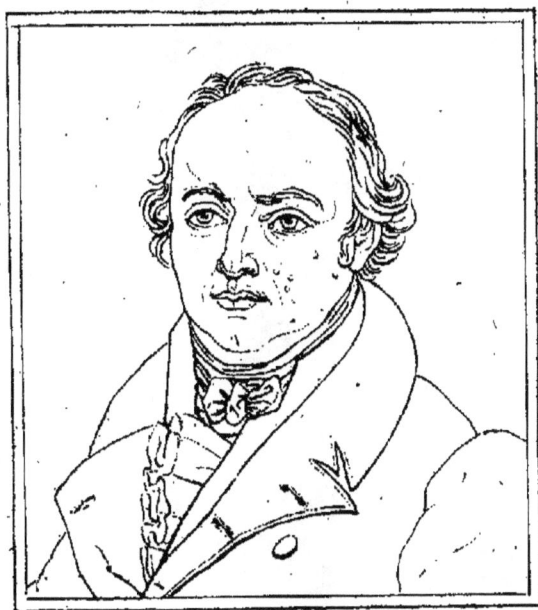

Dᴿ GALL

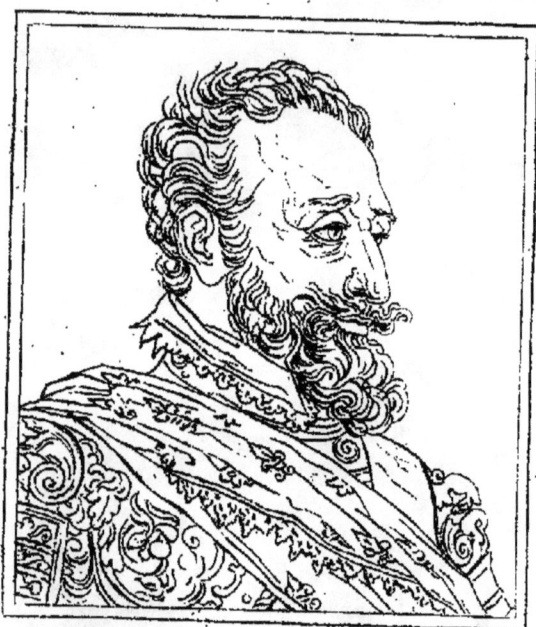

HENRI IV

HENRI IV.

Franc, gai, actif, brave, énergique, bon, voluptueux et clément; homme d'esprit, honnête homme,
grand roi et le meilleur des rois : vrai Titus, moins
les horreurs d'un siége.

En quelque obscurité que le ciel l'eût fait naître,
Le monde, en le voyant, eût reconnu son maître.

GÉNÉRAL KLÉBER.

Courage militaire, vraie bravoure, rare énergie et supériorité de caractère; pose et physionomie héroïques : le dieu Mars en personne, vêtu de l'uniforme français.

D'architecte qu'il était, Kléber se fit soldat. Il dut ainsi à la révolution, non une gloire accidentelle et de circonstance, mais l'entière liberté d'obéir à ses goûts et d'appliquer son génie selon le vœu de la nature, cessant de le plier avec soumission et dépit à des caprices de famille et à des calculs de fortune... Mais cette vie si glorieuse, qui donc l'a odieusement tranchée? est-ce la trahison, serait-cè l'envie ou le farouche amour de l'indépendance !

Côtés et sommet de la tête très-proéminents ; indices de la fermeté et du courage.

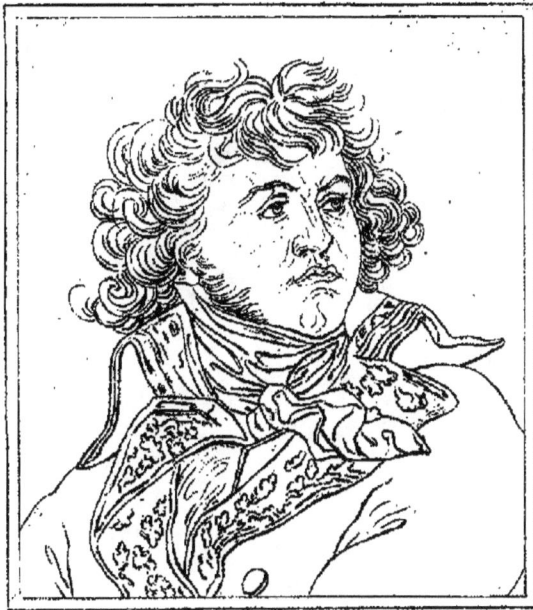

KLÉBER

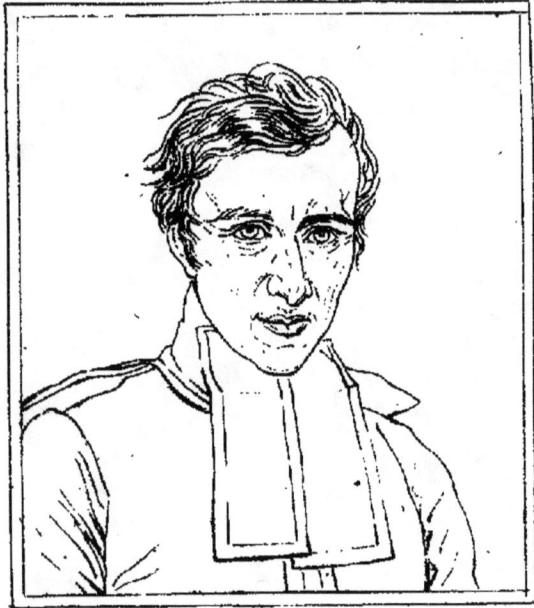

LAMENNAIS

L'ABBÉ DE LAMENNAIS.

Que d'expression dans cette figure! comme les passions et les veilles, comme les chagrins et toutes les
souffrances humaines l'ont sillonnée! que de génie
dans ces yeux! que d'élévation dans ce front! quelle
ardeur brûlante sur cette bouche épanouie! Amant de
la vérité, dont souvent il perd les traces; avocat cha-
leureux d'une cause malheureusement à demi per-
due *, écrivain plein d'enthousiasme, à la fois l'adversaire et la victime de l'indifférence de nos jours,
la postérité verra briller sa gloire.

---

* La cause des religions, seule cause dont M. de Lamennais se montrât alors l'énergique défenseur. Car, je le répète,
les seize premières notices sont de 1830.

G. DE MARTIGNAC.

Homme brillant, droit et adroit, doux, fin, gracieux ; poète aimable, orateur souvent éloquent, éloquent à la manière de M. de Serres : ministre conciliant, incorruptible et populaire ; diplomate délié, mais incapable de subterfuge , politique d'un prix inestimable à une époque de transition. Né pour gouverner, mais surtout pour briller, pour plaire et concilier, pour convaincre, les émotions de son cœur animent son débit, vivifient ses paroles et électrisent son auditoire . Rien de plus doux que sa voix, rien de plus séduisant que ses manières, de plus clair que ses discours, de plus accompli que ses Rapports ; rien de plus pur que ses intentions. Son administration, de trop courte durée, essuya quelques censures ; mais des regrets presque unanimes en saluèrent la fin imprévue , et des respects publics en perpétuent le souvenir.

Indices de la circonspection et de la bienveillance ; front vaste et profondément intelligent.

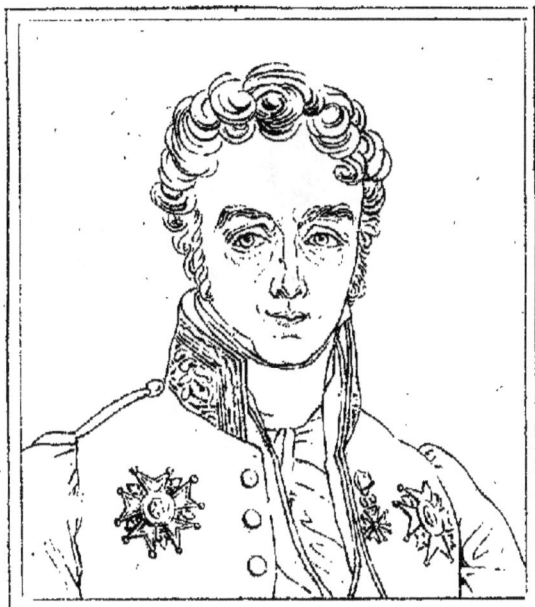

MARTIGNAC

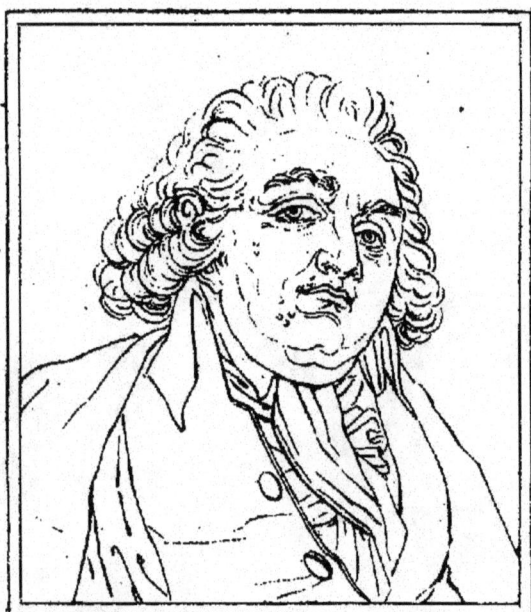

MIRABEAU

MIRABEAU.

Puissante éloquence vivifiée par le feu des passions, étonnant alliage et des plus grands vices et du plus grand génie ; homme presque digne de la Grève, s'il n'eût glorieusement conquis le Panthéon : mémorable exemple de tous les extrêmes.

Long-temps tourmenté par des créanciers, des maîtresses ; maudit par son père et tous ses proches, emprisonné au nom d'un roi, il court s'illustrer à la tribune après avoir rugi dans les cachots ; se venge des lettres-de-cachet en préparant la chute d'un trône ; punit son père en l'éclipsant ; et rachète une jeunesse célèbre à force de débauches, par une immense popularité, popularité exigeante! qui tranche bientôt sa vie à l'endroit le plus glorieux. Près de mourir, redoutant les lentes et illusoires souffrances de l'agonie, il implore le secours du poison!

La physionomie de Mirabeau offre le tableau réduit de sa vie : elle est dure et disgracieuse. On y voit les indices de la violence, de l'audace, de l'opiniâtreté ; elle exprime l'habitude et l'assurance des applaudissements, le dédain d'une vanité vulgaire, et le mépris, non-seulement des préjugés, mais des conventions.

M⁰ᵉ ROBESPIERRE.

On a trouvé que la physionomie de Robespierre avait quelque ressemblance avec celle du tigre ; sa tête, élargie sur les côtés, indique en effet un développement excessif dans l'organe de l'instinct sanguinaire.

Homme énergique, d'abord et apparemment systématique et enthousiaste comme tant d'autres, puis politique froid et cruel, fanatique de liberté ou plutôt d'ambition, Robespierre fut un monstre que sa férocité voue à l'exécration des siècles.

Quelque grand et avouable que soit le but où l'on tende, il n'est jamais permis d'y courir par une voie ensanglantée, fleuve affreux, horrible mer, formée du sang de tant de victimes, que les plus lourds vaisseaux y pourraient flotter !

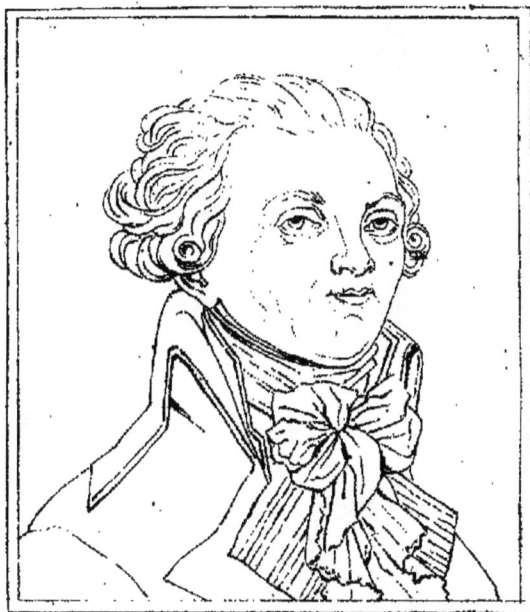

ROBESPIERRE

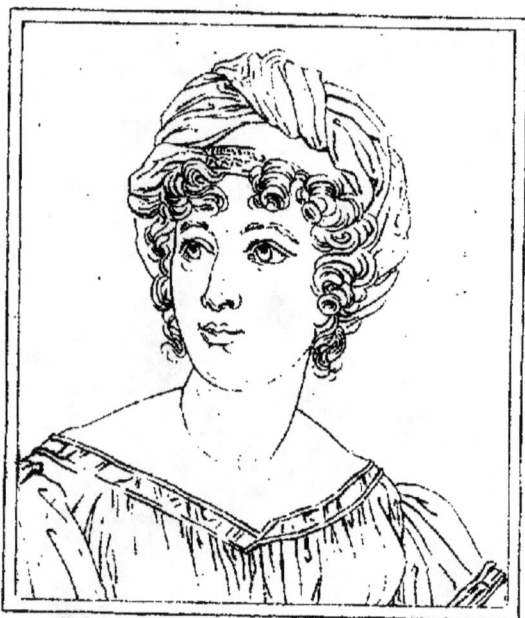

Mᵐᵉ DE STAEL

Mme DE STAEL.

Énergie virile, grande puissance de volonté, génie digne d'admiration : les traits de madame de Staël portent l'empreinte de son esprit.

Les temps de révolution où vécut madame de Staël eurent de l'influence sur son caractère. A cette époque, où chacun changeait si subitement et de nom et d'état, de position et de fortune, madame de Staël changea pour ainsi dire de sexe. Elle ne se montra femme qu'en un point, et peut-être elle le fut trop. Elle se fit homme dans un temps où beaucoup de grands seigneurs se faisaient citoyens; mais elle resta toujours homme de génie, amie fidèle, enthousiaste et dévouée.

Mgr DE TALLEYRAND.

Figure immobile, opinions changeantes; fortune presque aussi invariable que la physionomie.

Évêque d'Autun et prêtre des autels à l'époque de la révolution, M. de Talleyrand officia pour la liberté avant de stipuler pour la couronne impériale. On le vit depuis si près du trône, qu'il est permis de supposer qu'il aurait pu s'y asseoir. Prudemment retiré de la scène pendant l'affreuse tragédie de 93, il présida presque toujours aux changements de décorations, ne se montrant guère sur le théâtre que dans les entr'actes et après la pièce.

Intervenant nécessaire dans tous les événements politiques, paix ou guerre, gloire ou désastre, siége ou révolution, il ne se résigna à l'exil qu'à l'époque où l'exil allait devenir une recommandation. Pour récompense d'un esprit toujours agissant, on le mit plus que de moitié, pendant vingt ans, dans tous les mots ingénieux qui se dirent en France.

Cette physionomie de chambellan cache la malice railleuse de Voltaire, les ressources d'un cardinal de Richelieu, les expédients décisifs d'un Metternich.

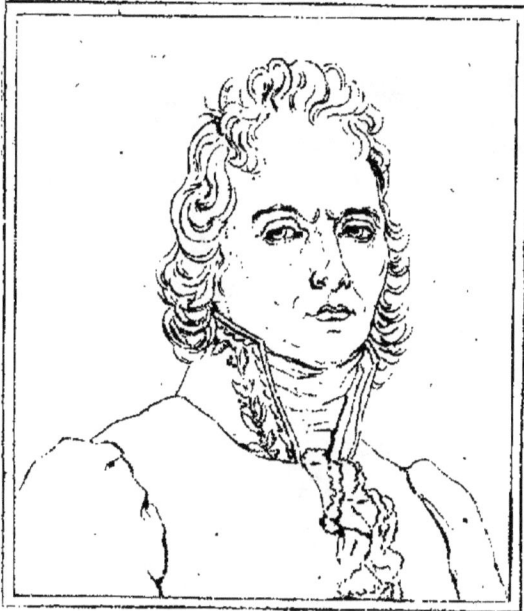

TALLEYRAND.

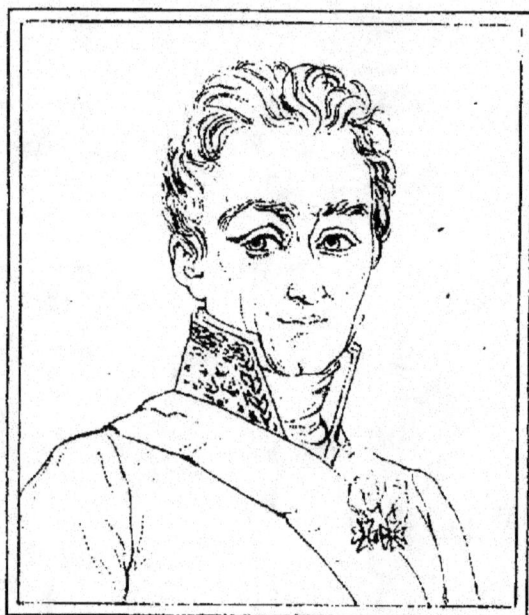

VILLELE

J. DE VILLÈLE.

Physionomie de renard, finesse plus grande encore : ruse, présence d'esprit, savoir-faire, conduite habile, génie plein de ressources, sans compter les faux-fuyants. Activité infatigable, persévérance sans égale, constance rare dans un premier système. Ce ministre tout-puissant, solennellement surnommé *le déplorable*, a tant d'attache pour ses desseins, est si inébranlable dans ses opinions; il est si tenace, si opiniâtre, qu'arrivé à une extrême puissance dont il craint et pressent la perte prochaine, nouveau Cortès, il brûle ses vaisseaux * !

Circonspection et fermeté.

* Ceci faisait allusion à la dissolution anticipée de la chambre si docile de 1827, à laquelle succéda une chambre hostile.

LORD WELLINGTON.

Naguère, et non par esprit d'injustice, mais comme par une vengeance instinctive de nos désastres à Waterloo et de ses succès dans la Péninsule, tout Français dénigrait Wellington, lui si glorieux durant les guerres, lui si judicieux et si modeste dans le parlement, et si modéré, si prudent et si habile au gouvernail de son pays. Alors on disait de lui : « ... Génie de circonstance, héroïsme d'occasion, illustration due au hasard. Sans les fautes et sans les insatiables convoitises de Napoléon, adieu tant de renommée ! nulle gloire, éternelle obscurité sans sa chute. »

Mais vingt-cinq années d'un patriotisme invariable, vingt-cinq ans de constance et de paisible sagesse ont si puissamment cimenté cette grande illustration, assoupi tant de rivalités, éteint tant de haines, que de ces statues sans nombre que l'Angleterre érige en tous lieux à son heureux capitaine, il n'en serait pas une seule qu'une invasion même française ne laissât debout sur son piédestal, ne fût-ce que par un sentiment de fierté et comme censure du sacrilége insensé de la place Vendôme.

Indices physiognomoniques du courage, de l'estime de soi et de la fermeté.

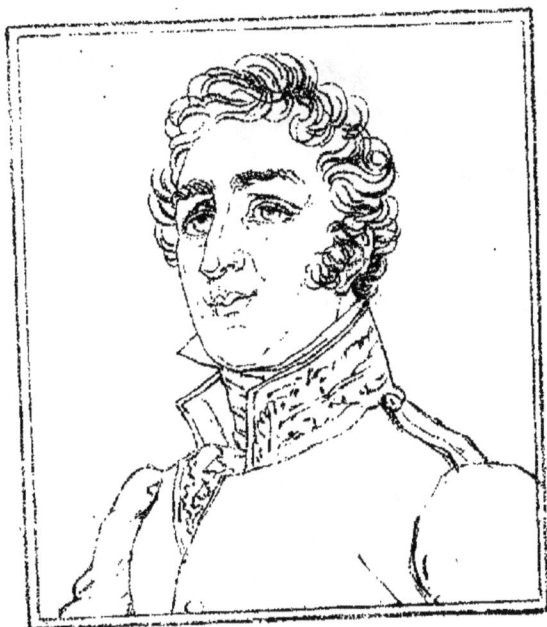

WELLINGTON

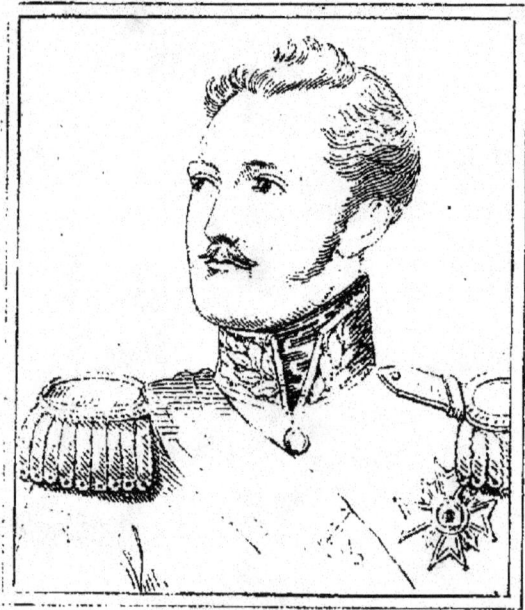

NICOLAS 1ᵉʳ.

NICOLAS Ier.

Instruit à l'école des rois absolus et plus épris que nul autre prince de l'esprit de subordination et de discipline, tout ce qui ressemble à l'émancipation politique ou à la sédition, qu'il s'agisse d'un peuple ou d'une armée, s'attire irrévocablement sa haine et ses vengeances. Il a de la sorte quelquefois outré l'autorité souveraine envers des nations ou des soldats, mais non abusé de ses victoires envers ceux qui ne lui devaient nulle obéissance. Si le plus dur exil, la confiscation des biens et de la liberté, de tous les biens le plus précieux, chatièrent la révolution polonaise et suivirent de près le sac de Varsovie, une modération pleine de mansuétude mitigea plus tard les faits d'armes de Schumla, et il eut la gloire de protéger Constantinople sans essayer de l'asservir.

Il y a dans cette tête d'empereur un entraînement chevaleresque qui séduit, une fougue capricieuse qui impose, et un amour de gloire qui épure la puissance et la préserve de toute tyrannie durable.

A. THIERS.

Singulière aptitude à tout apprendre sans travail, à tout dire sans ennui, comme sans préparation et sans méthode, et pourtant sans désordre : homme étonnant à qui tout semble possible, si ce n'est de rester premier ministre une année entière et de mépriser les intrigants.

Quels que puissent être les griefs de M. Thiers, il n'aura jamais à se plaindre de personne autant que de son instabilité, de ses inconséquences et de sa figure.

Historien judicieux avant d'être homme d'état, les souvenirs de la première révolution ont façonné son dévouement pour la révolution nouvelle : souvent il s'endort l'esprit préoccupé des 14 armées de la République, de la toute-puissance de la Convention, de l'éloquence de ses orateurs, de la sublimité du 18 fructidor et de l'absurdité du directoire ; et à son réveil il reconnaît qu'il n'a pas de plus grands ennemis que son indiscrète impatience, ni d'autres rivaux que M. Berryer à la tribune, M. Guizot pour le pouvoir et M. Lamartine pour le génie.

N. B. Ce croquis laisse encore à désirer, bien qu'il soit, ainsi que les suivants, du même et habile graveur (M. Geille) à qui est dû le meilleur portrait de M. Thiers. On ne voit là ni les lèvres si minces et si bien affrontées du personnage, ni ses yeux si pénétrants et si sceptiques, ni surtout ce front si arrondi où ont leur source tous les genres de mémoire.

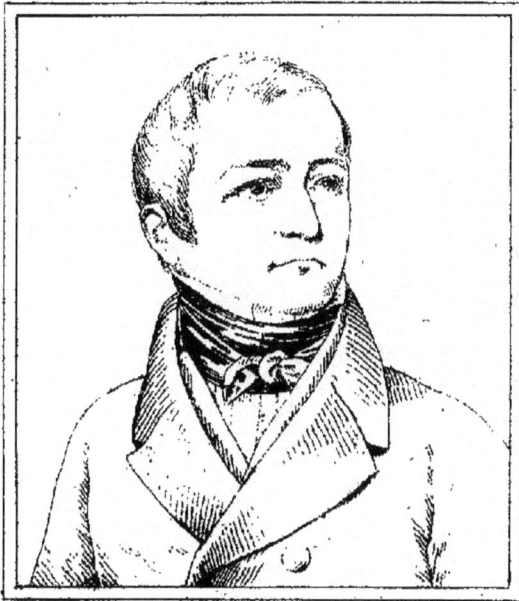

THIERS.

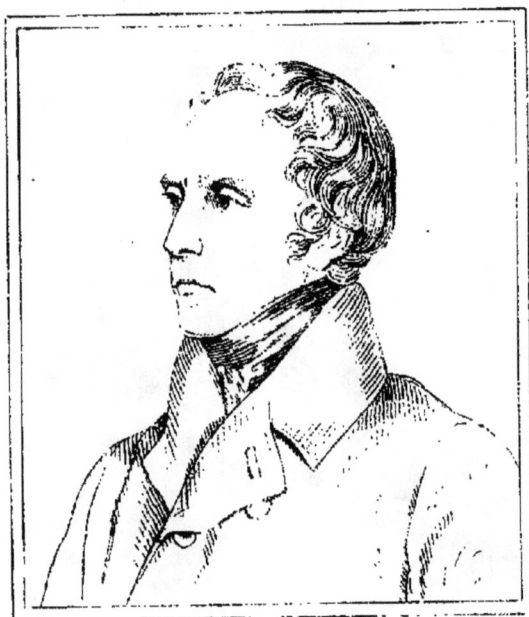

GUIZOT.

GUIZOT.

Professeur et publiciste célèbre, devenu homme d'état, ministre influent, orateur profond, et enfin nommé diplomate dans des conjonctures trop équivoques pour n'avoir pas été diversement jugé. — Secrétaire en 1814 du personnage qui contresigna la première Charte, il devint ministre alors que cette Charte mal définie et peu respectée eut fait son temps, et ce fut lui qui, à son tour, contresigna la Charte de 1830.

Protestant assez prudent pour s'abstenir de tout prosélytisme dans un pays catholique; un des membres les plus importants de ce couvent philosophique et mystérieux, sorte de conclave politique dit des doctrinaires; beaucoup de ses discours, bien qu'inspirés par de laborieuses méditations, ont semblé la contre-partie de quelqu'une de ses anciennes brochures. Homme sérieux, constant et convaincu, toutefois on l'a vu, par une ambition trop impatiente, paraître pactiser avec ses contradicteurs habituels et ses adversaires les plus hostiles. Quoique impartial, il se passionne pour ses amis, pour des droits méconnus, pour son école, mais surtout contre cet esprit d'exaltation et de licence frondeuse, sans lequel sa propre fortune serait encore inachevée. Parce qu'il est logicien conséquent, on le croit injustement penseur peu fécond et politique sans clémence; parce qu'il est impénétrable et qu'il se maîtrise, on a pu douter de sa sincérité. Les écrits qu'il composa jadis pour l'opposition et dans ses rangs, après l'avoir fait absoudre d'un acte de fidélité, ont depuis rendu surprenante son énergie envers l'opposition nouvelle.

Physionomie témoignant de méditation habituelle, d'une humeur chagrine et d'un esprit désenchanté.

B. ESPARTERO.

Séminariste, aujourd'hui régent d'un grand royaume et presque roi, plus que roi peut-être, grâce à son épée, à n'envisager que ce cortége de chambres frondeuses dont s'environnent beaucoup de royautés réelles.

Général dévoué à la poursuite de rebelles prenant parti pour un prince exclu du trône, la victoire le vient chercher plutôt qu'il ne la provoque; la défection d'un adversaire, autrefois son camarade et peut-être encore son ami, met le comble à sa popularité et à sa puissance : une reine qui l'a comblé d'honneurs mais qui se montre obstinée à anéantir les conventions de Bergara tout en semblant ne se conformer dans la conjoncture qu'au vœu de ses cortès, excédée de fatigues et troublée par des émeutes, finit par lui céder l'honneur suprème en l'asseyant à sa place sur un des plus beaux trônes du monde, ou du moins si près de ce trône, qu'il a fallu à Espartero beaucoup de discrétion et de prudence pour s'en abstenir.

Brave à ses heures, mais d'ordinaire paresseux et souffrant, perplexe dans les circonstances vulgaires et répugnant à toute initiative, comme Fabius, il excelle à patienter, à attendre, et manque alors de résolution et d'expédients. Mais sa volonté devient irrésistible, et instantanées sont ses déterminations dès qu'une victoire, une sédition, un événement imprévu, un coup du sort,

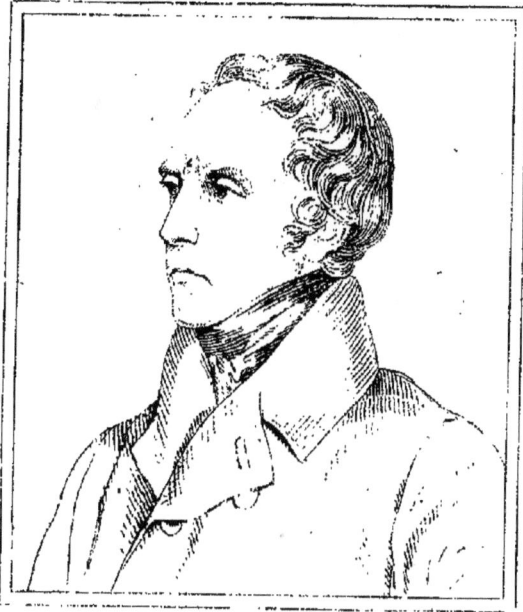

GUIZOT.

une tentation de la fortune vient à solliciter sa nature, si apathique et si insouciante tant que rien d'essentiel ne surgit à l'horizon.—Partageant sa vie entre le jeu, l'indolence et le sommeil, Espartero se conduit à la guerre comme à la bouillotte : il *passe* et s'annule, s'il n'a 31. Au tapis vert comme au camp, c'est toujours le brigadier Linage qui tient ses cartes : mais dans toute conjoncture décisive il ne prend conseil que de lui-même, soit pour jouer son va-tout, soit pour risquer sa vie.

Grand front, dénotant de la paresse, et tenant parole ; longue et grande figure pas très-mobile, présageant de l'indolence et de l'indécision. Vivacité blasée par les fréquentes péripéties d'un jeu d'enfer.

Compatriote de Don Quichotte, Espartero semble aussi romanesque par sa vie réelle et sa fortune, que le héros de Cervantès par ses perpétuelles illusions et ses folies.

BERNADOTTE.

Soldat républicain devenu roi comme tant d'autres, mais le seul qui le soit resté. Compatriote de Henri IV, franc, brave, explosif, populaire et dispos comme lui, comme lui et plutôt que lui adoré de son peuple, après l'avoir été de ses soldats et de ses maîtresses. D'abord et long-temps simple soldat, à cette époque d'aristocratie où tout militaire non titré courait le risque de vieillir brave sans épaulettes, on le voit bientôt obtenir, sans autre protection que sa faconde et sa valeur, tous les grades jusqu'au grade suprême, et se réveiller après la victoire, non républicain comme autrefois, mais maréchal de France, prince de Ponte-Corvo, gouverneur des villes anséatiques et du Hanovre. Enfin il est élu prince royal ou roi présomptif d'un pays dont il avait loyalement battu les habitants. Après celle de Bonaparte, la République française ne compte pas une fortune aussi éminente. Car enfin, Murat, Joseph, Louis et Jérôme n'étaient délégués rois par leur frère Napoléon, qu'aux mêmes conditions d'assujettissement dont il les eût créés capitaines; tandis que Bernadotte, fils de ses œuvres, devenait par le libre choix des peuples roi absolu d'une grande nation, sans autre suzeraineté que celle de sa propre gloire. ‑

Toutefois, beaucoup de circonspection s'unissant en

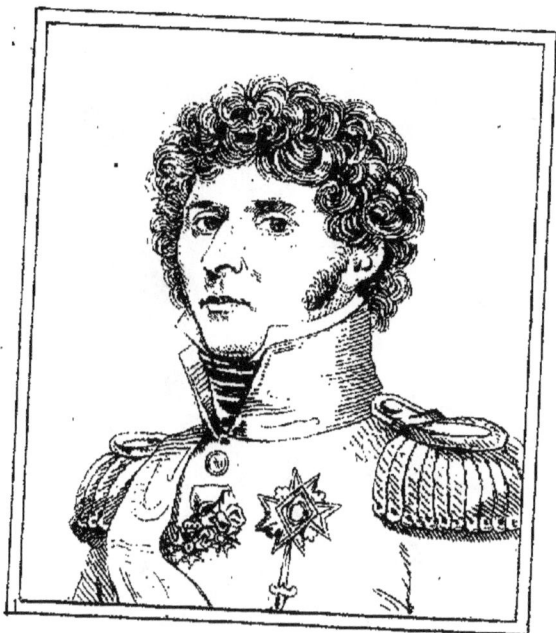

BERNADOTTE.

lui à la fermeté et au courage, il a paru indécis hors des combats, et versatile selon les conjonctures politiques et ses intérêts. C'est ainsi que, d'abord plein de déférence pour son illustre chef, Bernadotte n'accepte un trône qu'avec son assentiment, choisit pour femme une belle-sœur de Joseph ; pour parrain d'Oscar, Napoléon ; pour bru, une fille d'Eugène, l'enfant chéri du grand homme ; et finalement, qu'après tant de courtoisie, alors que les destins de la France viennent à changer, il quitte brusquement sa cause pour celle des rois ligués contre elle, et ose divorcer d'avec des aigles qui ont cessé de voler à la victoire.

Heureux homme, heureux roi, jouissant d'une vieillesse aussi paisible et d'autant de sécurité pour sa succession que le moins ambitieux de ses vieux caporaux de Sambre-et-Meuse : que de rois nés sur le trône envieront la destinée de ce monarque roturier, à qui l'histoire sera si douce !...

Traits caractéristiques du courage, de la spontanéité et de la circonspection. Grand développement des organes du vouloir, de la fierté et de l'espérance.

Il est regrettable que le graveur c'ait pas conservé à Bernadotte cette physionomie d'aigle qui le caractérise si énergiquement.

A. LAMARTINE.

Poète, et le premier de nos poètes, il devient de jour en jour un de nos premiers orateurs politiques : prouvant ainsi, tout en s'illustrant de nouveau, que la poésie n'est point incompatible avec la politique et les affaires, ni le talent de la parole avec l'inspiration du génie. Ame sincère, ardente et rêveuse, qui réunit en elle toutes les vertus du chrétien : car aimer, croire, espérer, tel est le résumé de sa vie, le secret de sa gloire et de nos admirations.

Front de poète, figure remplie de bienveillance et de vérité. Spurzheim eût retrouvé sur ce crâne les indices de l'espérance, de l'idéalité, de la conscienciosité et de la vénération, tant la phrénologie montre de déférence pour la réalité.

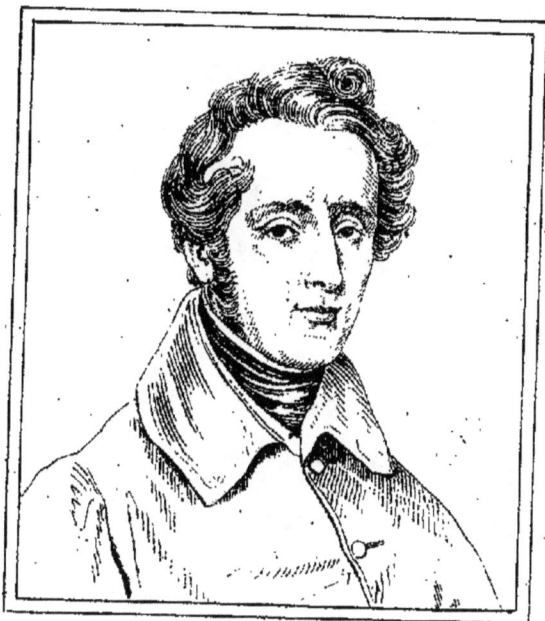

LAMARTINE

TABLE DES MATIÈRES.

* P. 226, 8, *lisez* se font souvent remarquer...

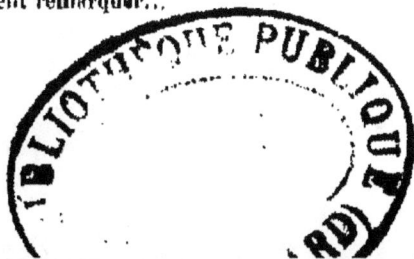

* P. 264, note, lisez Tenon.

FIN DE LA TABLE.

www.ingramcontent.com/pod-product-compliance
Lightning Source LLC
Chambersburg PA
CBHW061109220326
41599CB00024B/3968